Audiologia para Otorrinolaringologistas
Perguntas e Respostas

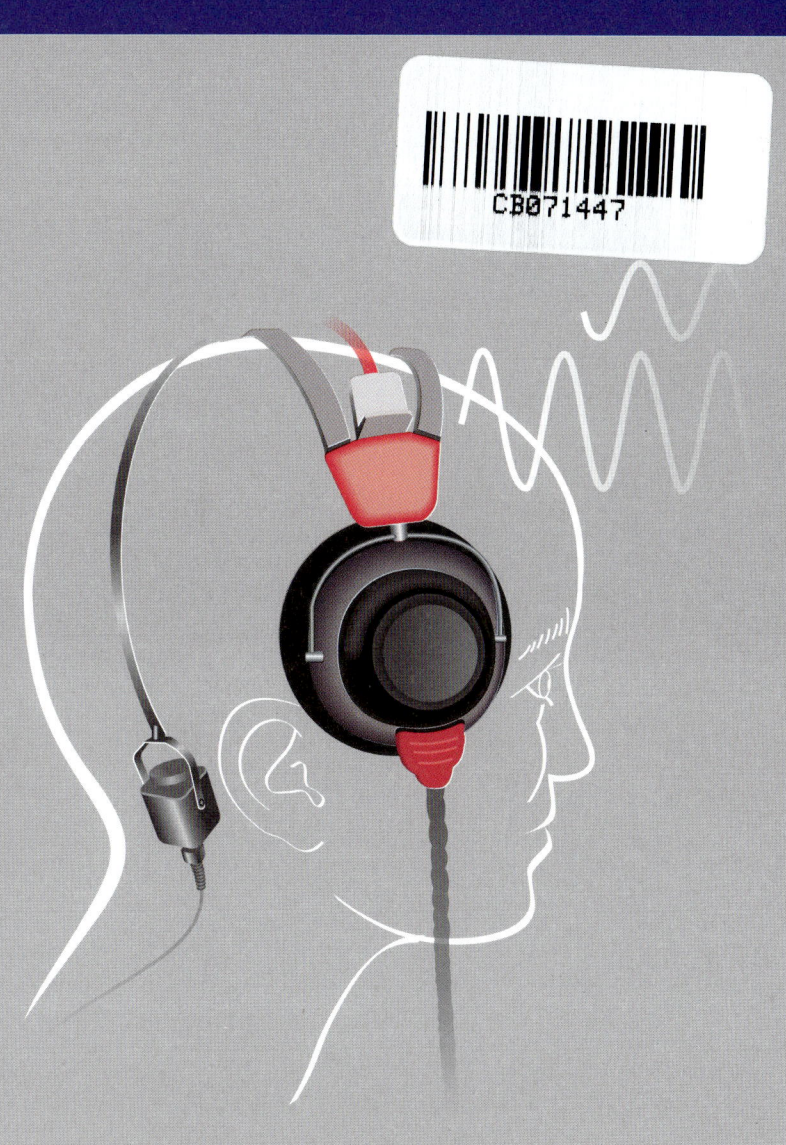

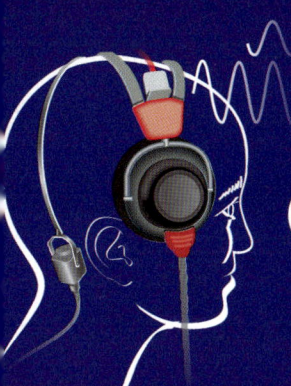

Audiologia para Otorrinolaringologistas
Perguntas e Respostas

Michael Valente, PhD
Director, Division of Audiology
Department of Otolaryngology–Head and Neck Surgery
Washington University School of Medicine
Saint Louis, Missouri

Elizabeth Fernandez, AuD
Clinical Audiologist, BJC Medical Group
Ballas ENT Consultants
Saint Louis, Missouri

Heather Monroe, AuD
Clinical Audiologist, Dizziness and Balance Center
Department of Otolaryngology–Head and Neck Surgery
Washington University School of Medicine
Saint Louis, Missouri

Tradução e Revisão Técnica
Ricardo Rodrigues Figueiredo
Médico-Otorrinolaringologista
Doutorando em Medicina *(Otorrinolaringologia)* pela Universidade Federal de São Paulo
Mestrado em Medicina/Área de Concentração em Cirurgia Geral,
Setor: Otorrinolaringologia pela Universidade Federal do Rio de Janeiro
Professor Adjunto e Chefe do Serviço de Otorrinolaringologia da Faculdade de Medicina de Valença, RJ
Médico da OTOSUL, Otorrinolaringologia Sul-Fluminense
Membro do *Tinnitus Research Initiative* – Regensburg, Alemanha

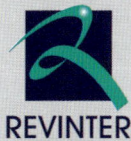

REVINTER

Audiologia para Otorrinolaringologistas – Perguntas e Respostas
Copyright © 2013 by Livraria e Editora Revinter Ltda.

ISBN 978-85-372-0514-3

Todos os direitos reservados.
É expressamente proibida a reprodução
deste livro, no seu todo ou em parte,
por quaisquer meios, sem o consentimento
por escrito da Editora.

Tradução e Revisão Técnica:
RICARDO RODRIGUES FIGUEIREDO
Médico-Otorrinolaringologista
Doutorando em Medicina *(Otorrinolaringologia)* pela Universidade Federal de São Paulo
Mestrado em Medicina/Área de Concentração em Cirurgia Geral,
Setor: Otorrinolaringologia pela Universidade Federal do Rio de Janeiro
Professor Adjunto e Chefe do Serviço de Otorrinolaringologia da Faculdade de
Medicina de Valença, RJ
Médico da OTOSUL, Otorrinolaringologia Sul-Fluminense
Membro do *Tinnitus Research Initiative* – Regensburg, Alemanha

---

CIP-BRASIL. CATALOGAÇÃO-NA-FONTE
SINDICATO NACIONAL DOS EDITORES DE LIVROS, RJ

V25a

Valente, Michael
    Audiologia para otorrinolaringologistas : perguntas e respostas / Michael Valente, Elizabeth Fernandez, Heather Monroe ; tradução e revisão técnica Ricardo Rodrigues Figueiredo. - Rio de Janeiro : Revinter, 2013.
    il.

    Tradução de: Audiology answers for ORL
    Inclui bibliografia e índice
    ISBN 978-85-372-0514-3

    1. Otorrinolaringologia. 2. Audiologia clínica. 3. Distúrbios da audição. 4. Ouvidos - Doenças. I. Fernandez, Elizabeth. II. Monroe, Heather. III. Título.

12-8209.   CDD: 617.51
                             CDU: 616.21

Título original:
Audiology Answers for ORL
Copyright © 2011 by Thieme Medical Publishers, Inc.

Livraria e Editora REVINTER Ltda.
Rua do Matoso, 170 – Tijuca
20270-135 – Rio de Janeiro – RJ
Tel.: (21) 2563-9700 – Fax: (21) 2563-9701
livraria@revinter.com.br – www.revinter.com.br

Sumário

Apresentação ix
Introdução xi
Prefácio xiii
Agradecimentos xv

1 **Psicoacústica** 1
  Qual a Diferença entre dB NA e dB NPS? 1
  Qual a Diferença entre dB NI e dB NPS? 1
  Qual a Diferença entre Detecção e Discriminação? 2
  Que É o Mínimo Ângulo Audível? 2
  Quais Propriedades Psicoacústicas Influenciam a Localização dos Sons? 3
  Que É Recrutamento? 5
  Que É Frequência? 7
  Que É Frequência Fundamental e o Que São Harmônicos? 7
  Como o Espectro de Frequências das Vogais *versus* o das Consoantes
    Influencia o Reconhecimento da Fala? 8
  Em Que Consiste o "Upward Spread" do Mascaramento e Qual o
    Seu Impacto no Reconhecimento da Fala? 9
  Que É a "Just Noticeable Difference" para Intensidade e Frequência? 9
  Quais as Vantagens da Audição Binaural em Relação à Monoaural? 9

2 **Testes Audiométricos** 12
  Por Que É Importante Calibrar o Equipamento Audiométrico? 12
  Que É a Máxima Amplitude Permitida de Ruído no Ambiente de Teste? 14
  Como São Determinados os Limiares de Condução Aérea e Óssea? 14
  Quando É Necessário Mascarar para Testes de Condução Aérea? 17
  Quando É Necessário Mascarar para Testes de Condução Óssea? 18
  Como É Determinado o Limiar de Reconhecimento da Fala? 18
  Como É Determinado o Índice de Reconhecimento da Fala? 19
  Quando É Necessário Mascarar para o "Speech Recognition Threshold"? 20
  Quando É Necessário Mascarar para o Índice de Reconhecimento da Fala? ... 20
  Como se Interpreta um Audiograma? 21
  Qual a Diferença entre Perda Auditiva Condutiva, Neurossensorial e Mista? .. 23
  Quais São os Critérios Audiométricos para o Schwannoma Vestibular? 25
  Que É Timpanometria e Como Ela É Interpretada? 25
  Que São os Limiares dos Reflexos Acústicos e Como Eles São Interpretados? .. 27
  Que É a Pesquisa da Fatigabilidade *(decay)* do Reflexo Acústico e
    Como Ele É Interpretado? 29
  Que É o Teste de Stenger e Como Ele É Realizado para Testes com
    Tons Puros e Fala? 30
  Como os Testes com Diapasão São Realizados Clinicamente? 31

Que São as Emissões Otoacústicas e Como Elas São Interpretadas?.......... 32
Que É Eletrococleografia?... 34
Que São os Potenciais Evocados Auditivos de Tronco Encefálico?........... 36
Que É o Teste de Potenciais Evocados Auditivos de Tronco Encefálico
   "Stacked"?.. 39
Que É o Procedimento de Mascaramento para Análise de Hidropsia Coclear?.. 40

3 Avaliação Vestibular 42
Que É o Teste de Posturografia Dinâmica Computadorizada?............... 42
Que É o Teste de Organização Sensorial?................................ 42
Em Que Pode Ser Útil a Análise dos Escores do Centro de Gravidade e de
   Estratégias?.. 47
Que É o Gráfico de Análise Sensorial?.................................. 48
Que É o Teste de Controle Motor?...................................... 48
Que É o Teste de Adaptação?.. 50
Quais São as Aplicações Clínicas do Teste de Posturografia Dinâmica
   Computadorizada?... 51
Quais São as Limitações do Teste de Posturografia Dinâmica
   Computadorizada?... 52
Que É a Vídeo-Oculografia?.. 52
Como São Interpretadas as Anormalidades das Sacadas?................... 53
Como as Anormalidades de Rastreio São Significativas?................... 54
Quando o Nistagmo Espontâneo É Significativo e o Que Ele Significa?....... 54
Qual É o Significado do Nistagmo Semiespontâneo?....................... 55
Que o Nistagmo Pós-Agitação Cefálica ("Headshake") Indica?.............. 55
Que os Testes Posicionais/de Posicionamento Indicam?.................... 55
Que Indicam as Provas Calóricas Anormais?.............................. 57
Que Significa a Falha da Fixação Ocular (Ausência do EIFO,
   Efeito Inibidor da Fixação Ocular)?................................ 59
Que É Preponderância Direcional?...................................... 59
Quais São as Aplicações Clínicas da Vídeo-Oculografia?................... 59
Quais São as Limitações da Vídeo-Oculografia?........................... 60
Que É o Teste Rotacional com Cadeira?.................................. 60
Que É um Achado Significativo na Video-Oculografia?..................... 60
Que Significa Se a Constante de Tempo É Reduzida/Prolongada no Teste da
   Velocidade em Etapas ("Step Velocity Test")?....................... 62
Que É o Armazenamento de Velocidade?................................. 63
Que Mede o Teste do Reflexo Visual Vestibular Ocular (RVVO)?............ 63
Que Indica uma Falha na Supressão da Fixação?.......................... 63
Que É o Teste do Nistagmo Optocinético (OPK/OPN)?...................... 63
Que É o Teste da Visual Vertical Subjetiva Dinâmica (VVSD)?.............. 64
Quais São as Aplicações Clínicas da Cadeira Rotatória?................... 66
Quais São as Limitações da Cadeira Rotatória?........................... 66
Que É o Teste dos Potenciais Evocados Miogênicos Vestibulares?........... 67
Que É um Achado Significativo no Teste dos Potenciais Evocados
   Vestibulares Miogênicos?... 68

SUMÁRIO

Qual o Efeito das Perdas Auditivas sobre o Teste dos Potenciais Evocados Vestibulares Miogênicos?.. 69
Quais as Aplicações Clínicas do Teste dos Potenciais Evocados Vestibulares Miogênicos? 70
Quais as Limitações do Teste dos Potenciais Evocados Vestibulares Miogênicos? 70

4 Amplificação 75
Qual É o Tipo de Avaliação Necessária para Indicação de Próteses Auditivas? .. 75
Qual o Papel do Otorrinolaringologista na Indicação de Próteses Auditivas? .. 75
Que É a Avaliação de Próteses Auditivas?................................ 75
Que É o *Loudness Discomfort Level* e Por Que Ele É Medido? 76
Quais os Tipos de Próteses Auditivas Disponíveis? 78
Como É o Processamento Básico de Som de uma Prótese Auditiva? 80
Que São Microfones Direcionais e Como Eles Funcionam?................. 80
Que É a Redução de Ruído?... 82
Que É o Tratamento do *Feedback*?....................................... 82
Qual É a Melhor – Amplificação Monoaural ou Binaural?................. 83
Quais São as Opções Disponíveis de Próteses Auditivas para Perdas Auditivas Unilaterais? 84
Quais as Opções de Tipos de Molde Auricular, Tubos e Ventilação?.......... 85
Que São as Medidas de Acoplamento e Por Que Elas São Importantes?....... 86
Que São Objetivos Prescritíveis e Como Eles São Utilizados? 89
Que São as Medidas de Orelha Real e Por Que Elas São Importantes? 90
Qual a Diferença entre Verificação e Validação?.......................... 93
Que É a Tecnologia de Assistência à Audição?............................ 93

Índice Remissivo **96**

Apresentação

Os pacientes que procuram pelos cuidados do otorrinolaringologista com queixas de audição e equilíbrio comumente se apresentam com problemas complexos, afetando, algumas vezes, múltiplos sistemas de órgãos. Uma abordagem multidisciplinar é frequentemente a melhor maneira de diagnosticar e tratar estas condições. Incluídos nesta equipe, em conjunto com os otorrinolaringologistas, estão os fonoaudiólogos, fisioterapeutas, enfermeiras, assistentes sociais e médicos de uma variedade de outras especialidades.

O audiologista (fonoaudiólogo) tem um papel imprescindível, dentro da abordagem multidisciplinar, na conduta frente a estes pacientes desafiadores. Avanços na compreensão dos transtornos da audição e do equilíbrio vêm acompanhando a crescente sofisticação dos programas de treinamento audiológico, incluindo o recente desenvolvimento do grau de AuD. Este volume de conhecimento em expansão desafia o otorrinolaringologista a se manter atualizado em relação aos métodos de avaliação e tratamento dos nossos colegas audiologistas. *Audiologia para Otorrinolaringologistas – Perguntas e Respostas* oferece uma referência concisa aos otorrinolaringologistas e outros membros da equipe no que concerne à terminologia e metodologia de uma gama de opções de avaliação auditiva e vestibular. O formato de perguntas e respostas propicia uma leitura fácil, e as referências de cada seção permitem acesso a informações mais detalhadas para o leitor.

Audiologia para Otorrinolaringologistas – Perguntas e Respostas é construído na rica história da pesquisa e ensino em Audiologia da Universidade de Washington e do afiliado *Central Institute for the Deaf (CID)*. Desde 1914, o *CID* tem sido um centro educativo para crianças surdas, pesquisando as causas e tratamentos da surdez, instruindo professores de surdos e treinando audiologistas. Este manual constitui um emblema da tradição e excelência dessas duas instituições, individualmente, e da sinergia entre elas.

Apreciamos, sinceramente, o trabalho de Mike Valente, PhD, Elizabeth Fernandez, AuD, e Heather Monroe, AuD, bem como outros neste livro, e estamos confiantes de que esta obra irá auxiliar-nos a realizar um cuidado mais efetivo com os pacientes no futuro.

Joel Goebel, MD, FACS
Professor and Vice Chairman
Residency Program Director
Dizziness and Balance Center Director
Department of Otolaryngology – Head and Neck Surgery
Washington University School of Medicine
Saint Louis, Missouri

Timothy E. Hullar, MD, FACS
Assistant Professor
Department of Otolaryngology – Head and Neck Surgery
Department of Anatomy and Neurobiology
Program in Audiology and Communication Sciences
Washington University School of Medicine
Saint Louis, Missouri

Introdução

A Audiologia é fundamental para a prática da Otologia e da Otoneurologia. Um audiologista experiente é um membro importante da equipe. Certamente, Audiologia e Otologia/Otoneurologia são campos unicamente diferentes – a Audiologia para a identificação precisa do grau e localização da lesão dentro do Sistema Auditivo, e a Otologia/Otoneurologia para a determinação da causa da lesão. A reabilitação auditiva requer experiência especial em ambas. A ideia de que cada uma delas isoladamente possa prover o melhor tratamento possível, ou de que o conflito entre elas é produtivo, é uma "falha fatal" no desenho da melhor conduta. Uma equipe é muito mais do que uma palavra, ela engloba respeito mútuo e conhecimento atual do campo de atuação do outro. Equipes não se formam ao acaso, elas são trabalhosamente construídas. O respeito pela experiência depende da aquisição de experiência pessoal e experiência em algumas das condutas e armadilhas inerentes ao campo de atuação do outro.

Desta forma, aqueles de nós que têm a missão de treinar futuros otorrinolaringologistas devem realizar as alterações necessárias nos programas de Residência Médica e facilitar a exposição e treinamento apropriados em Audiologia. Mike Valente, PhD, Elizabeth Fernandez, AuD, e Heather Monroe, AuD, trabalhando com nossos residentes e com o corpo docente em Otologia/Otoneurologia nos últimos anos, desenvolveram e testaram em campo *Audiologia para Otorrinolaringologistas – Perguntas e Respostas*. A organização desta obra em um formato de perguntas e respostas permite rápida procura por questões pertinentes e, temos esperanças, inspirará expansões deste "documento vivo". Os Drs. Valente, Fernandez e Monroe têm um longo histórico de oferecer educação audiológica detalhada para todos aqueles que procuram por uma melhor compreensão deste campo em expansão. Somos muito afortunados por sermos capazes de tê-los como membros integrais da nossa equipe de prática clínica/pesquisa/educação.

J. Gail Neely, MD, FACS
Director, Otology/Neurotology/Base of Skull Surgery
Washington University School of Medicine
Saint Louis, Missouri

Prefácio

Existe uma colaboração única na *Washington University School of Medicine*, em que residentes do Departamento de Otorrinolaringologia passam um tempo observando audiologistas em várias tarefas clínicas, incluindo avaliação audiológica, aconselhamento de pacientes e adaptação e verificação de próteses auditivas. Esta colaboração veio a acontecer desde que médicos especialistas em orelha, nariz e garganta do Departamento reconheceram que os residentes em todo o país apresentavam desempenho fraco em questões relacionadas à Audiologia em suas avaliações. Embora acompanhar audiologistas na prática diária da clínica audiológica seja incrivelmente útil para os residentes, nem todos os residentes terão oportunidade de ver tudo. Assim, é necessário um suplemento para garantir que cada residente compreenda todos os aspectos da Audiologia, o que é a inspiração para este manual de bolso. Uma vez que os residentes tenham programas incrivelmente complexos, e pouco tempo extra para consultar textos detalhados de Audiologia, com objetivo de estudar para os seus exames, um modelo de perguntas e respostas com respostas concisas, mas ainda detalhadas, complementadas por uma série de ilustrações, é utilizado no formato deste guia.

Audiologia para Otorrinolaringologistas – Perguntas e Respostas é dividido em quatro capítulos: Psicoacústica, Testes Audiométricos, Avaliação Vestibular e Amplificação. Cada capítulo utiliza um formato de perguntas e respostas para fornecer ao leitor um guia de estudo altamente produzido. A resposta para cada questão é concisa, mas ainda assim detalhada, sendo complementada por uma figura ou tabela para enfatizar as informações mais importantes. As palavras-chave e numerações das figuras e tabelas estão em negrito no texto, para uma fácil referência. O Capítulo 1, Psicoacústica, foca nas propriedades fundamentais do som e audição. Por exemplo, este capítulo fornece informações sobre as propriedades do som, como frequência e intensidade, e provê dados para a compreensão de quais são necessárias para compreender a interpretação audiométrica e processamento das próteses auditivas. Os Capítulos 2 e 3, Testes Audiométricos e Avaliação Vestibular, respectivamente, fornecem um guia indispensável para os testes diagnósticos em Audiologia, compreendendo desde a audiometria tonal, timpanometria e respostas auditivas de tronco encefálico até a eletronistagmografia e testes rotatórios em cadeira. Finalmente, o Capítulo 4, Amplificação, foca nos processos de elegibilidade dos pacientes, processamento do som e na avaliação, adaptação e verificação das próteses auditivas.

Embora o público-alvo primário deste *Audiologia para Otorrinolaringologistas – Perguntas e Respostas* seja o médico-residente em Otorrinolaringologia, este texto também deve ser de grande valor para os médicos ORL, fonoaudiólogos e estudantes de Fonoaudiologia, e professores de pacientes surdos e com disacusias. Uma vez que as disciplinas de Otorrinolaringologia, Fonoaudiologia e Educação de Surdos frequentemente trabalhem em colaboração para prover cuidados de qualidade aos pacientes, é necessário ter um conhecimento de trabalho de cada profissão. Esta expansão da nossa base de conhecimentos para fora da nossa própria profissão respectiva nos permitirá, como profissionais de saúde, compreender mais prontamente as queixas dos pacientes relativas a outras disciplinas, coordenar melhor os cuidados e realizar conversações mais intelectualizadas com e sobre os nossos pacientes. *Audiologia para Otorrinolaringologistas – Perguntas e Respostas* está agora em nossas mãos. Aproveite!

Michael Valente, PhD, Elizabeth Fernandez, AuD, e Heather Monroe, AuD

Agradecimentos

Os autores gostariam de reconhecer os esforços dos nossos colegas que contribuíram para o desenvolvimento deste texto, incluindo Diane Duddy, Joel Goebel, Judy Peterein, Belinda Sinks e Maureen Valente. Adicionalmente, gostaríamos de agradecer às nossas famílias por seu contínuo suporte, encorajamento e inspiração.

Audiologia para Otorrinolaringologistas
Perguntas e Respostas

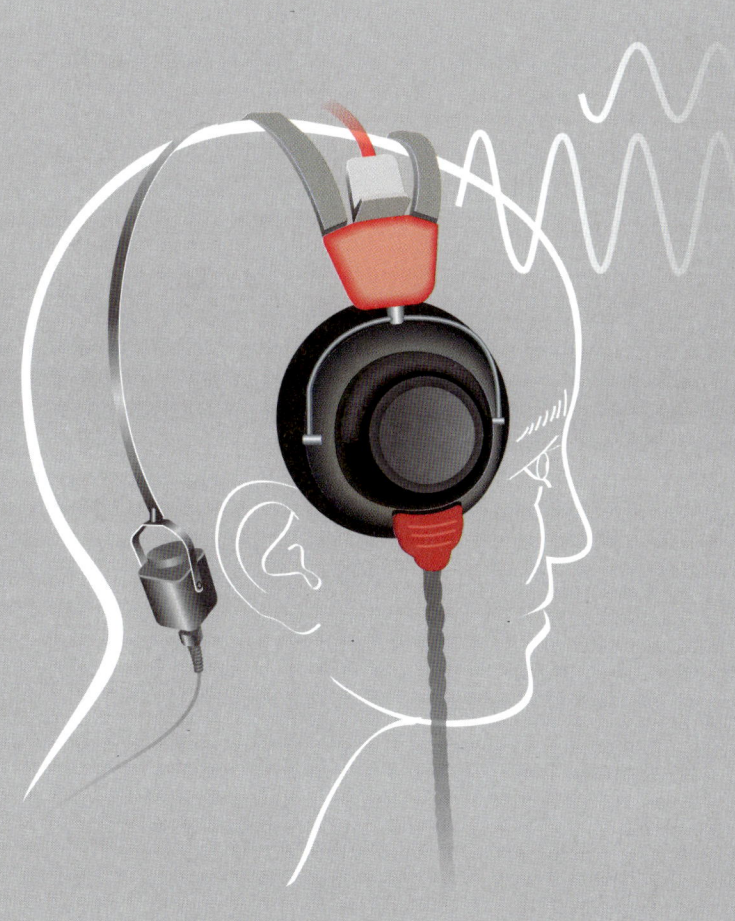

CAPÍTULO 1

Psicoacústica

▪ Qual a Diferença entre dB NA e dB NPS?

O **decibel** (**dB**) é uma unidade logarítmica de mensuração utilizada para expressar a magnitude de um som em relação a algum nível de referência. O decibel nível de audição, ou **dB NA**, é comumente utilizado em Audiologia, uma vez que ele corresponde ao nível em decibel do audiômetro. O nível de referência para dB NA é "0", que está relacionado com o limiar médio em decibel nível de pressão sonora (dB NPS) do ouvinte médio, com audição normal. Na **Fig. 1.1**, a linha negra contínua representa o limiar auditivo médio em dB NPS em cada frequência audiométrica. Cada limiar em dB NPS, que se encontra anotado abaixo na **Fig. 1.1**, equivale ao 0 dB NA do audiômetro para a frequência correspondente.

O decibel nível de pressão sonora, ou **dB NPS**, corresponde à magnitude do deslocamento das moléculas do ar. A referência para o dB NPS é de 20 micropascais (20 μPa) ou 0,0002 dyn/cm². Uma vez que seja mais fácil medir dB NPS com um condensador ou microfone de campo livre acoplado ao medidor de som, as medidas de som são frequentemente expressadas em dB NPS.

▪ Qual a Diferença entre dB NI e dB NPS?

Como foi exposto na seção prévia, um método comum de expressar a magnitude de um som é o decibel nível de pressão sonora, ou dB NPS, para a qual a referência é de 0,0002 dyn/cm². Um método menos comum de expressar a intensidade de um som é em potência acústica através da utilização do decibel nível de intensidade, ou **dB NI**. A referência para o dB NI é de 10^{-16} W/cm². De acordo com Gulick, Gescheider e Frisina (1989), "um som perigosamente intenso representaria uma potência de somente algo em torno de 0,0024 watts" (p. 46). Como resultado, é complicado medir a incrivelmente pequena quantidade de potência associada ao enorme espectro de intensidades que a

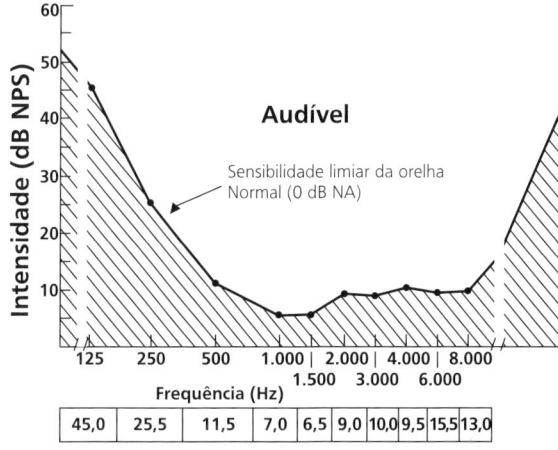

Fig. 1.1 Limiares médios frequência a frequência em dB NPS, correspondendo ao 0 dB NA. Por exemplo, em 125 Hz: 0 dB NA = 45 dB NPS e em 1.000 Hz: 0 dB NA = 7 dB NPS.
(De Roeser, R. J., & Clark J. L. (2007). Pure-tone tests. In R. J. Roeser, M. Valente, & H. Hosford-Dunn (Eds.). *Audiology: Diagnosis*. 2nd ed. (pp. 238-260) New York: Thieme Medical Publishers, Inc.)

Tabela 1.1 dB NI *versus* dB NPS

Intensidade W/cm²	× Padrão	dB	Dyn/cm²	× Pressão
10^{-16}	1	0	0,0002	1
10^{-14}	100	20	0,002	10
10^{-12}	10.000	40	0,02	100
10^{-10}	10.000.000	60	0,2	1.000

Fonte: De Gulick, W. L., Gescheider, G. A., & Frisina, R. D. (1989). *Hearing: Physiological acoustics, neural coding, and psychoacoustics* (p. 51). NewYork: Oxford University Press, Inc. Com permissão de Oxford University Press, Inc.

orelha humana pode ouvir. Notem na **Tabela 1.1** que os valores em dB são os mesmos independentemente de terem sido calculados a partir de intensidade (potência) ou pressão; entretanto, um aumento de 100 vezes da intensidade corresponde a um aumento de 10 vezes na pressão.

▪ Qual a Diferença entre Detecção e Discriminação?

A **detecção** consiste simplesmente na capacidade de detectar se um som está presente ou ausente, enquanto a **discriminação** consiste na capacidade de determinar a diferença entre dois estímulos ou sons. Por exemplo, durante a audiometria vocal os pacientes são solicitados a repetir espondeus (p. ex., *bombom, qualquer*) até que o **limiar de reconhecimento da fala** (**LRF**, em inglês "speech reception threshold", ou SRT) seja estabelecido. Neste caso, a intensidade com que as palavras são ditas é aumentada e reduzida a cada 5 dB, até que o audiologista encontre o nível mais confortável em dB NA em que o paciente possa repetir corretamente a palavra em 50% das tentativas (daí o termo *limiar de reconhecimento da fala*).

Em algumas situações, o LRF não pode ser medido, em que e o audiologista se interessa simplesmente em medir o nível (dB NA) em que o paciente detecta a presença da fala (**limiar de detecção da fala – LDF**, em inglês "speech awareness threshold, ou SAT). O LDF é, portanto, uma medida de detecção, enquanto o LRF é uma medida de limiar. Também deve ficar claro que o dB NA associado ao LDF é mais baixo do que o dB NA associado ao LRF, uma vez que um seja uma medida de detecção, enquanto o outro é uma medida de limiar.

Outra medida comum utilizada pelos audiologistas é o **índice de reconhecimento da fala** (**IRF**, em inglês "word recognition escore", ou WRS). O IRF é uma medida de **discriminação** da fala em que o paciente tem que repetir uma lista de 50 palavras comuns, mono e dissilábicas. As palavras são apresentadas no nível em dB em que o ouvinte possa ouvir claramente, que para a maioria dos ouvintes normais situa-se em torno de 40 dB acima do LRF do ouvinte (ou seja, 40 dB NS ou nível de sensação). O IRF é o percentual de respostas corretas (de 0 a 100%), sendo útil no diagnóstico diferencial e aconselhamento.

▪ Que É o Mínimo Ângulo Audível?

O **mínimo ângulo audível** (**MAA**) constitui a menor diferença na localização (azimute) entre duas fontes sonoras que pode ser percebida por um ouvinte. O MAA é menor

PSICOACÚSTICA

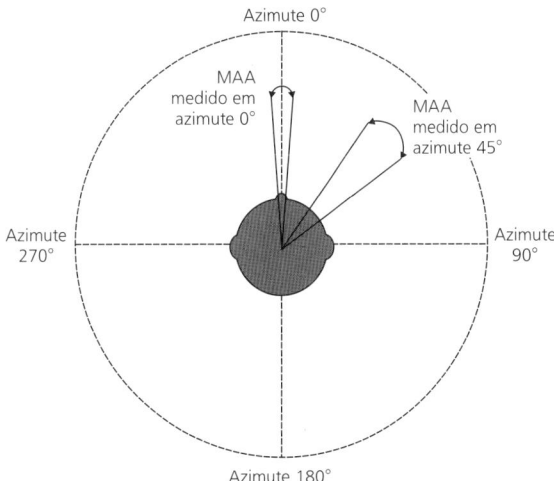

Fig. 1.2 O MAA é o menor para sons de origem diretamente frontal ao ouvinte, ou em azimute 0°, sendo o maior, quando as fontes sonoras se encontram nos lados do ouvinte. (De Gelfand, S. A. (2004). *Hearing: An introduction to psychological and physiological acoustics.* 4th ed. New York: Marcel Dekker.)

(ou seja, o ouvinte pode identificar melhor pequenas alterações no azimute), quando as fontes sonoras se encontram frontalmente ao ouvinte (azimute 0°), e é maior (mais pobre), quando as fontes sonoras se localizam lateralmente ao ouvinte. Quando os sons incidem diretamente em frente ao ouvinte, alterações bem pequenas (azimute 1° a 2°) resultam em uma maior capacidade de utilização de diferenças interaurais (Gelfand, 2004), ao passo que quando duas fontes sonoras se localizam lateralmente ao ouvinte, as diferenças interaurais permanecem muito semelhantes às alterações do ângulo. A **Fig. 1.2** ilustra as diferenças no MAA para sons originando-se em azimutes 0° e 45°.

▪ Quais Propriedades Psicoacústicas Influenciam a Localização dos Sons?

Uma das maiores vantagens da audição binaural é a localização dos sons. Diferenças no tempo de chegada e na intensidade dos sons entre as duas orelhas são utilizadas para a determinação da localização dos sons no espaço. A **diferença interaural de amplitude (DIA)**, que consiste na diferença de intensidade de um som entre as duas orelhas, é utilizada na localização de *sons de alta frequência* (primariamente acima de 2.800 Hz). Os sons de alta frequência apresentam comprimentos de onda menores do que a circunferência cefálica, sendo assim influenciados pelo **efeito sombra da cabeça**. Em outras palavras, um som de alta frequência com origem à direita do ouvinte terá a intensidade diminuída na orelha esquerda, graças à "barreira" que o som de alta frequência encontra na cabeça. Adicionalmente, diferenças espectrais (ou seja, diferenças interaurais no espectro) existem entre as duas orelhas, especialmente nos sons de altas frequências, uma vez que informações espectrais sejam perdidas em virtude da deflexão e atenuação causadas pelo efeito sombra da cabeça. A **Fig. 1.3** ilustra a diferença na DIA para tons puros em várias frequências e azimutes. Como pode ser visto na **Fig. 1.3**, a diferença na intensidade entre as duas orelhas em 10.000 Hz situa-se em torno de 20 dB quando apresentada em 90°; entretanto, essas diferenças diminuem à medida que o azimute do sinal seja maior ou menor do que 90°. Note também que à medida que se reduz a frequência, a DIA diminui de 20 dB em 10.000 Hz para menos de 5 dB em 250 Hz.

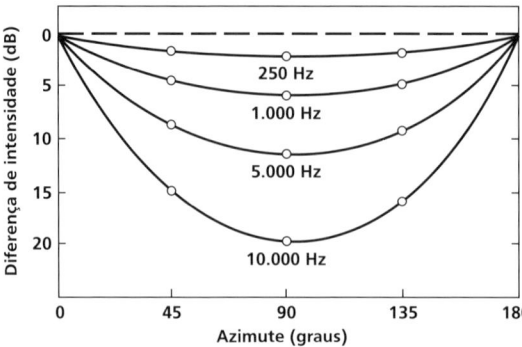

Fig. 1.3 Diferença interaural de amplitude (DIA) entre as orelhas para tons puros em 250, 1.000, 5.000 e 10.000 Hz em azimutes variados. Note que a DIA é maior nos tons de alta frequência e no azimute 90°. (De Gulick, W. L., Gescheider, G. A., & Frisina, R. D. (1989). *Hearing: Physiological acoustics, neural coding, and psychoacoustics*. New York: Oxford University Press, Inc. Com permissão de Oxford University Press, Inc.)

A **diferença de interaural de tempo (DIT)** consiste na diferença no tempo que um som leva para atingir cada orelha após o seu aparecimento. A localização dos sons através de pistas dadas pela DIT é melhor para os *sons de baixa frequência* (200 a 2.800 Hz). Fisicamente, os sons de baixa frequência apresentam comprimentos de onda maiores do que a circunferência cefálica; portanto, um som com origem à direita do ouvinte apresentaria a mesma intensidade e espectro em ambas as orelhas, mas chegaria à orelha esquerda depois de atingir a orelha direita. A **Fig. 1.4** ilustra a utilização de pistas dadas pela DIA e pela DIT para sons de alta e baixa frequências, respectivamente, em que o som se origina de um alto-falante em azimute 90° ou diretamente à direita do ouvinte (A). A **Fig. 1.4B** ilustra a utilização das DIAs para localização dos sons de alta frequência, e a **Fig. 1.4C** ilustra a utilização das DITs para localização de sons de baixa frequência. No azimute 90°, a DIT encontra-se em torno de 0,7 ms e é claramente independente da frequência. À medida que o azimute aumenta de 0° a 90°, a DIT aumenta, como pode ser visto na **Fig. 1.5**.

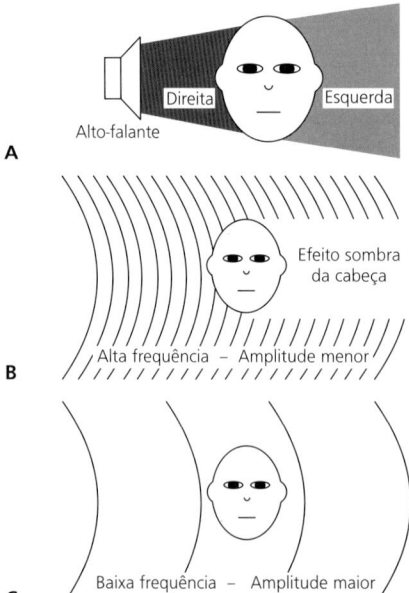

Fig. 1.4 Para um som originado em azimute 90° (**A**), as diferenças interaurais de amplitude (DIAs) auxiliam na localização de sons de alta frequência (**B**), e as diferenças interaurais de tempo (DITs) auxiliam na localização dos sons de baixa frequência (**C**). (De Gelfand, S. A. (2009). *Essentials of audiology*. 3rd ed. NewYork: Thieme Medical Publishers, Inc.)

PSICOACÚSTICA

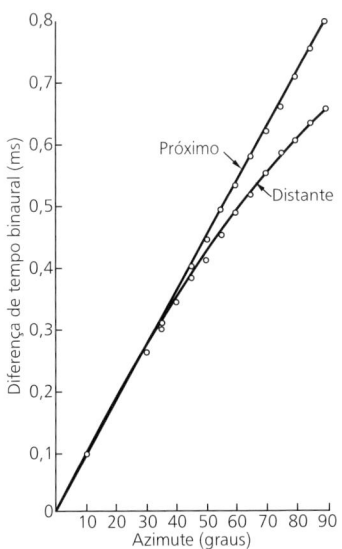

Fig. 1.5 Diferença interaural de tempo (DIT) para sons próximos e distantes em vários azimutes. A DIT aumenta à medida que a fonte sonora passa do azimute 0° para o 90°.
(De Gulick, W. L., Gescheider, G. A., & Frisina, R. D. (1989). *Hearing: Physiological acoustics, neural coding, and psychoacoustics*. New York: Oxford University Press, Inc. Com permissão de Oxford University Press, Inc.)

■ Que É Recrutamento?

Indivíduos com perda auditiva neurossensorial podem ser hipersensíveis a sons percebidos como confortavelmente altos para ouvintes com audição normal. Este "**rápido aumento de intensidade (loudness)**" em uma orelha com perda auditiva neurossensorial é conhecido como **recrutamento** e é tipicamente considerado como um indicador de **perda auditiva de origem coclear** (Roeser, Valente & Hosford-Dunn, 2007, p. 4). A **Fig. 1.6** ilustra um teste, chamado "Loudness Growth in Octave Bands (LGOB)", que era utilizado para a mensuração do ganho do "loudness". Como pode ser visto na **Fig. 1.6**, há uma linha tracejada e uma contínua em cada caixa, representando o ganho de "loudness" para ruído de banda estreita ("narrowband") centrado em 500, 1.000, 2.000 e 4.000 Hz. A linha tracejada representa o ganho de "loudness" na orelha normal na frequência testada, e a linha sólida representa o ganho de "loudness" na mesma frequência para o ouvinte com perda auditiva. Em cada caixa, o eixo x representa o sinal de entrada (0 a 120 dB NPS) e o

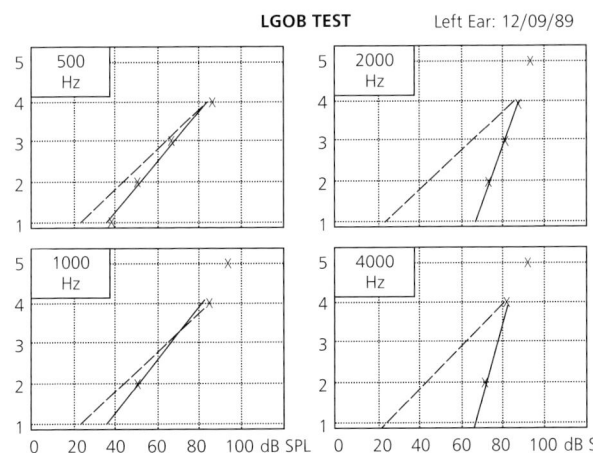

Fig. 1.6 Ilustração do recrutamento avaliado pelo teste "Loudness Growth in Octave Bands" (LGOB).

eixo y representa a impressão de loudness do paciente (em uma escala de 1 a 5). Observando-se a frequência de 500 Hz, o paciente com audição normal varia a percepção sonora de "bastante suave" (1) a "alto" (4), em uma variação em torno de 65 dB (20 a 85 dB NPS), e a inclinação da curva é de 45°. Na mesma frequência, o ouvinte com perda auditiva vai do suave ao alto com uma variação em torno de 45 dB (40 a 85 dB NPS). Quatro fatos se tornam claros. Primeiro, a impressão de *loudness* de "1" para o ouvinte com perda auditiva de 500 Hz requereu em torno de 20 dB a mais de intensidade do que necessitou o ouvinte com audição normal para obter a mesma impressão. Isso representa uma perda auditiva de 20 dB em 500 Hz. Segundo, a faixa dinâmica (FD) é em torno de 20 dB mais estreita para o ouvinte com perda auditiva. Terceiro, a inclinação da curva do ouvinte com perda auditiva é maior. Quarto, a impressão do *loudness* para o paciente normal e o com perda auditiva é a mesma nos níveis com maior intensidade. Observe, agora, o ganho de *loudness* em 4.000 Hz. Neste caso, a impressão de *loudness* de "suave" para o paciente com perda auditiva é cerca de 45 dB maior do que a do paciente com audição normal. Isso representa uma perda auditiva em torno de 45 dB em 4.000 Hz para este paciente. A FD da orelha normal ainda se encontra na faixa de 65 dB, mas no paciente com perda auditiva a FD se reduz a algo em torno de 15 dB (65 a 80 dB). Isso é recrutamento! Assim, a inclinação da curva de ganho de *loudness* do paciente com audição normal permanece em 45°, mas a curva do paciente com perda auditiva é agora bastante inclinada! Finalmente, a impressão de *loudness* de "alto" é a mesma para a orelha normal e a com perda auditiva. Indivíduos com audição normal apresentam, tipicamente, uma FD, ou diferença entre o limiar de audição e o nível de desconforto auditivo, de 100 dB NPS (**Fig. 1.7A**). Uma vez que indivíduos com perdas auditivas neurossensoriais apresentem limiares elevados e níveis normais de desconforto auditivo (**Fig. 1.7B**), estes pacientes apresentam uma FD reduzida. Como resultado, pequenos aumentos na intensidade podem ser percebidos como desproporcionalmente altos para estes indivíduos.

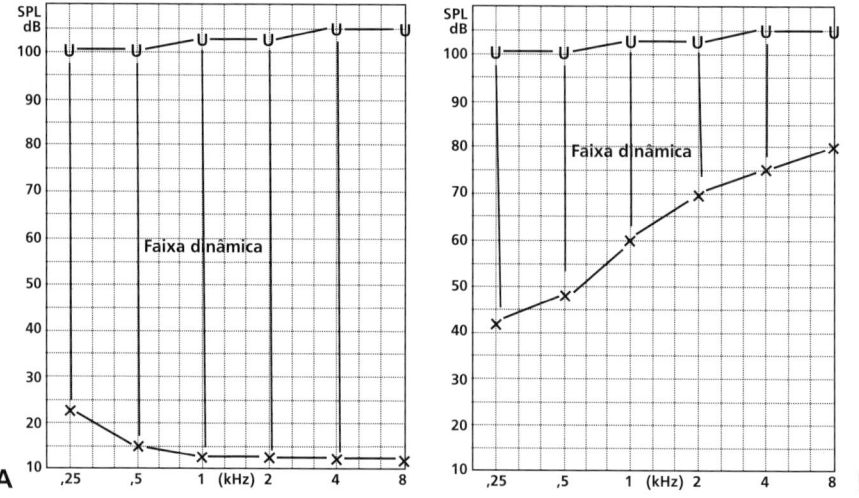

Fig. 1.7 (**A**) Faixa dinâmica de um ouvinte com audição normal e (**B**) de um ouvinte com perda auditiva registrada em um NPS-Grama. De forma diferente de um audiograma tradicional, que é representado em dB NA e vai de intensidades menores para maiores (de cima para baixo), o NPS-Grama é representado em dB NPS, indo das intensidades maiores para as menores.
U = nível desconfortável *(uncomfortable)* de *loudness*; X = limiar.

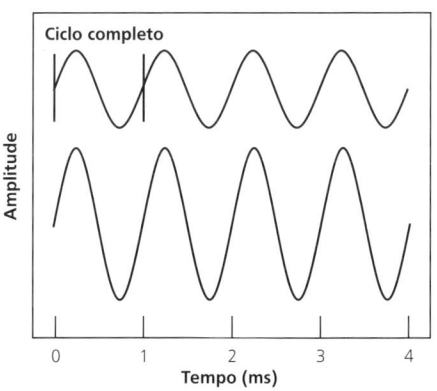

Fig. 1.8 Onda senoidal de tom puro. (Adaptada de Gelfand, S. A. (2009). *Essentials of audiology*. 3rd ed. New York: Thieme Medical Publishers, Inc.)

▪ Que É Frequência?

Frequência é definida como o número de ciclos ou repetições por unidade de tempo. No Sistema Internacional de Unidades (SI), a unidade utilizada para expressar a frequência é o Hertz (**Hz**), sendo 1 Hz definido como 1 ciclo por segundo. A orelha humana apresenta uma faixa audível de frequências de cerca de 20 a 20.000 Hz, sendo mais sensível às frequências em torno de 1.000 Hz, como observado na **Fig. 1.1**. O correlato perceptual da frequência é o "pitch", de forma que à medida que a frequência aumenta, o ouvinte percebe um aumento no "pitch". Note na **Fig. 1.8** que ambas as formas de onda acima e abaixo representam um tom de 1.000 Hz (quatro ciclos completos em 0,004 segundos: 4/0,004 = 1.000 Hz); entretanto, a onda de cima representa um tom menos intenso, já que apresenta uma amplitude menor do que a onda de baixo.

▪ Que É Frequência Fundamental e o Que São Harmônicos?

A frequência fundamental, de forma abreviada f_0, é a frequência natural de ressonância de um sinal periódico. Harmônicos são múltiplos da frequência fundamental. Sendo assim, uma frequência fundamental, f_0, apresentaria harmônicos $2f_0$, $3f_0$, $4f_0$ etc.. Por exemplo, uma frequência fundamental de 1.000 Hz apresentaria harmônicos em 2.000, 3.000, 4.000 Hz e assim consequentemente. Adicionalmente, a intensidade diminui em cada harmônico, como pode ser visto na **Fig. 1.9**.

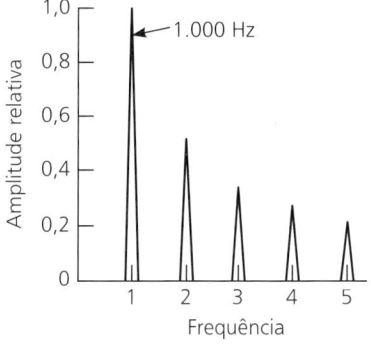

Fig. 1.9 Uma frequência fundamental de 1.000 Hz com suas frequências harmônicas, cujas intensidades diminuem à medida que a frequência harmônica aumenta. (De Gulick, W. L., Gescheider, G. A., & Frisina, R. D. (1989). *Hearing: Physiological acoustics, neural coding, and psychoacoustics*. New York: Oxford University Press, Inc. Com permissão de Oxford University Press, Inc.)

■ Como o Espectro de Frequências das Vogais *versus* o das Consoantes Influencia o Reconhecimento da Fala?

Os sons das vogais consistem primariamente em frequências baixas (e apresentam maior energia, ou seja, são mais altos), enquanto as consoantes contêm maior número de altas frequências (e apresentam menor energia, ou seja, são mais suaves). A percepção de "loudness" de um ouvinte é decorrente primariamente de sons de baixa frequência. Por outro lado, a capacidade de um ouvinte para discriminar corretamente duas palavras ou sílabas dentro de uma mesma palavra apoia-se mais na audição dos sons de consoantes da fala. Por exemplo, seria difícil discriminar as diferenças entre as palavras *pote, pode* e *pobre,* caso as consoantes finais não fossem ouvidas acuradamente. É muito comum em indivíduos com presbiacusia ou perda auditiva induzida por níveis de pressão sonora elevada relatarem poder "ouvir, mas não entender". Estes ouvintes apresentam audição normal ou próxima à normal para baixas frequências (vogais), com piora progressiva em direção às altas frequências (consoantes), como mostrado na **Fig. 1.10**. No audiograma da **Fig. 1.10**, os sons abaixo da linha do limiar (ou seja, vogais mais intensas) são audíveis, enquanto os sons acima da linha do limiar (ou seja, consoantes menos intensas) são inaudíveis. É, assim, com frequência, que uma pessoa possa *ouvir* a maior parte de uma conversa, mas pode *confundir* algumas palavras. Este problema aumenta em ambientes ruidosos.

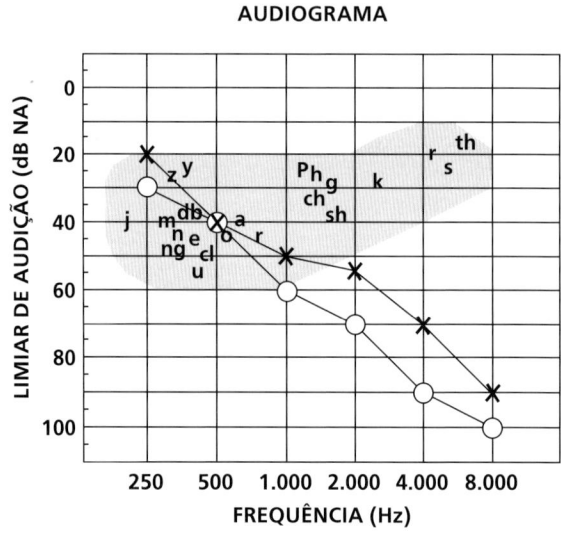

Fig. 1.10 Audiograma de sons familiares. (De Thibodeau, L. (2007). *Speech audiometry*. In: R. J. Roeser, M. Valente, & Hosford-Dunn (Eds.). *Audiology: Diagnosis*. 2nd ed. (pp. 288-313). New York: Thieme Medical Publishers, Inc.)

PSICOACÚSTICA

▪ Em Que Consiste o "Upward Spread" do Mascaramento e Qual o Seu Impacto no Reconhecimento da Fala?

Mascarar consiste simplesmente em "cobrir" um som com outro. Por exemplo, caso uma pessoa esteja conversando ao telefone celular enquanto anda por uma rua movimentada, um ouvinte pode confundir o que a pessoa do outro lado da linha está dizendo quando passa um ônibus. Neste cenário, o ruído do ônibus mascara a conversação telefônica. À medida que a intensidade do mascaramento aumenta, o mascarador apresenta um efeito maior nas frequências maiores do que a do próprio mascarador. Este fenômeno, conhecido como **"upward spread" do mascaramento** ajuda a explicar porque é difícil compreender a fala na presença de ruído de fundo. Este, que é composto primariamente por energia de baixa frequência, mascara os sons consoantes de alta frequência da fala. Como já abordado na seção prévia, as consoantes contribuem significativamente para a capacidade de reconhecimento da fala. Assim, mesmo para ouvintes com audição normal, o ruído de fundo pode apresentar um impacto negativo sobre o reconhecimento da fala. Este fenômeno apresenta um impacto ainda maior em um ouvinte com perda auditiva, uma vez que é necessário um ruído menor para mascarar os sons de alta frequência e gerar um impacto negativo sobre o reconhecimento da fala em relação a um ouvinte com audição normal. Adicionalmente, também é possível que os sons de alta frequência mascarem os de frequência mais baixa, o que é conhecido como "backward masking" ou **"downward spread" do mascaramento**.

▪ Que É a "Just Noticeable Difference" para Intensidade e Frequência?

A "**Just noticeable difference (jnd)**" consiste na menor diferença detectável entre dois estímulos. Para os estímulos auditivos, a jnd pode ser medida para intensidade e frequência. A jnd para intensidades varia de 0,25 a 2,5 dB e diminui à medida que a amplitude do estímulo aumenta. A jnd para frequências abaixo de 1.000 Hz é de 2 a 3 kHz e para as frequências acima de 1.000 Hz é de 0,3% da frequência de referência. Por exemplo, um ouvinte pode detectar uma diferença entre 1.000 e 1.003 Hz, mas em frequências mais altas (p. ex., 3.000 Hz), uma maior diferença (3.000 × 0,3 = 9 Hz) se faz necessária. A **Fig. 1.11** prové uma ilustração visual da jnd (referida como DL, ou "difference limen") para intensidade e frequência.

▪ Quais as Vantagens da Audição Binaural em Relação à Monoaural?

Como citado nas seções prévias, o input de ambas as orelhas permite a um ouvinte *localizar* ou determinar a localização do som no espaço. A audição binaural tem vantagens adicionais, incluindo a somação binaural e o "squelch" binaural. A **somação binaural** relaciona-se com o aumento perceptível do "loudness" ao se ouvir um som com ambas as orelhas (com sensibilidade auditiva aproximadamente igual) em relação à audição com somente uma orelha. Por exemplo, se um ouvinte apresentar um limiar de 10 dB

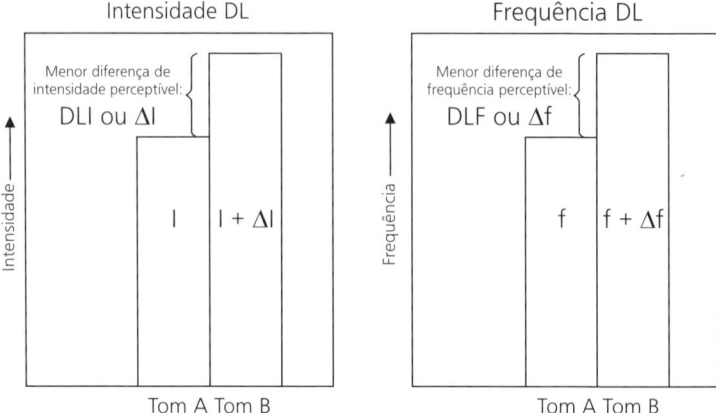

Fig. 1.11 Ilustração da *just noticeable difference* (jnd) para intensidade e frequência. Neste exemplo, a jnd é representada como "difference limmen" (DL). (De Gelfand, S. A. (2009). *Essentials of audiology*. 3rd ed. New York: Thieme Medical Publishers, Inc.)

NA em ambas as orelhas a 1.000 Hz, então um tom de 1.000 Hz apresentado simultaneamente em ambas as orelhas a 50 dB NA soará duas vezes mais alto do que o mesmo tom de 50 dB NA apresentado somente a uma das orelhas (**Fig. 1.12**). Quando a intensidade do som se encontra próxima ao limiar auditivo do ouvinte (0 dB NS), a vantagem binaural situa-se em torno de 3 dB, enquanto para sons 35 dB ou mais acima do limiar (35 dB NS), a vantagem binaural está em torno de 6 dB (Gelfand, 2004). Este fenômeno é especialmente importante na adaptação de próteses auditivas, como será discutido no Capítulo 4.

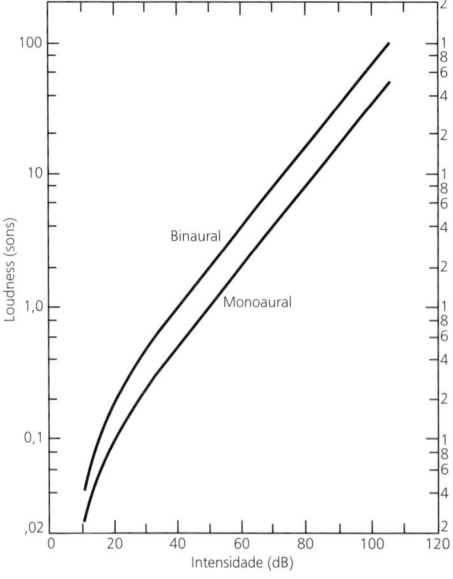

Fig. 1.12 Ilustração da somação binaural. À medida que a intensidade aumenta, o "loudness" percebido (em sones) aumenta; entretanto, o "loudness" percebido binauralmente foi o dobro do que o percebido monoauralmente. (De Gulick, W. L., Gescheider, G. A., & Frisina, R. D. (1989). *Hearing: Physiological acoustics, neural coding, and psychoacoustics*. NewYork: Oxford University Press, Inc. Com permissão de Oxford University Press, Inc.)

PSICOACÚSTICA

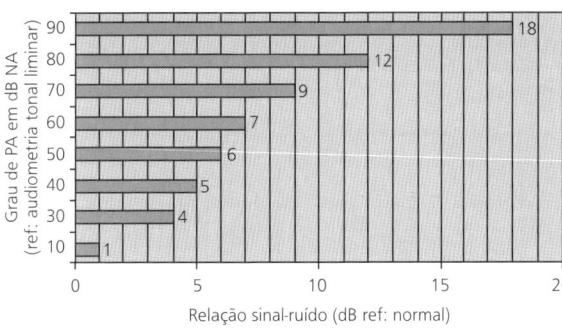

Fig. 1.13 O aumento na relação sinal-ruído (RSR) necessário para que um ouvinte com perda auditiva se desempenhe como um ouvinte com audição normal. À medida que o grau de perda auditiva aumenta, a RSR necessária para manter a *performance* também aumenta. (Com base nos dados coletados de Killion, M. (1997). SNR loss: "I can hear what people say, but I can't understand them." *The Hearing Review* 4(12), 8-14.)

O "**squelch binaural**" relaciona-se com a capacidade de o ouvinte ouvir somente a fonte sonora de interesse, quando fontes sonoras adicionais estão presentes. Este fenômeno é comumente referido como o **efeito "cocktail party"**. Por exemplo, a maioria das pessoas é capaz de lembrar-se de um momento em uma festa em que várias conversações corriam em paralelo e em qual momento elas foram capazes de seguir somente a conversação de interesse, enquanto se "desligavam" de todo o ruído de fundo.

Quando um ouvinte utiliza somente uma das orelhas ou quando uma das orelhas é significativamente melhor do que a outra, a capacidade de o ouvinte utilizar as pistas de localização é significativamente reduzida. Adicionalmente, a audição monoaural requer uma relação sinal-ruído (RSR = relação entre a amplitude do sinal e a do ruído) maior para se comunicar efetivamente, uma vez que as vantagens da somação e squelch binaurais não se encontram disponíveis. A **Fig. 1.13** ilustra a melhora da RSR necessária para que um ouvinte com perda auditiva desempenhe de forma tão efetiva quanto um ouvinte com audição normal na situação de ruído de fundo. Por exemplo, caso um paciente apresente uma perda auditiva de 50 dB NA, ele ou ela terá de aumentar a RSR em torno de 6 dB para alcançar um nível de *performance* idêntico ao do ouvinte com audição normal. Mais ainda, um paciente com uma perda auditiva de 80 dB teria que aumentar a relação sinal-ruído em 12 dB para ouvir de forma igual à do paciente com audição normal. Há várias maneiras pelas quais um ouvinte com perda auditiva pode aumentar a sua RSR, incluindo a utilização de próteses auditivas com microfones direcionais e tecnologia de assistência auditiva, como os sistemas FM. Estes aparelhos serão discutidos em detalhes no Capítulo 4.

Referências

Gelfand, S. A. (2004). *Hearing: An introduction to psychological and physiological acoustics.* 4th ed. New York: Marcel Dekker.

Gulick, W. L, Gescheider, G. A., & Frisina, R. D. (1989). *Hearing: Physiological acoustics, neural coding, and psychoacoustics.* New York: Oxford University Press, Inc.

Roeser, R. J., Valente, M., & Hosford-Dunn, H (Eds.). (2007). *Audiology: Diagnosis.* 2nd ed. New York Thieme Medical Publishers, Inc.

CAPÍTULO 2

Testes Audiométricos

■ Por Que É Importante Calibrar o Equipamento Audiométrico?

O equipamento audiométrico deve ser calibrado quadrimestralmente, com uma calibração extensa, sendo realizada anualmente, para garantir que os resultados obtidos pelos testes audiométricos sejam acurados. Adicionalmente, muitos Estados requerem que a calibração audiométrica seja realizada anualmente para aquisição e manutenção de licenças. Os padrões de calibração audiométrica são estabelecidos pelo *American National Standards Institute* (ANSI) e pela *International Electrotechnical Comission* (IEC). A calibração de um audiômetro envolve o uso dos seguintes equipamentos: pistonfone (utilizado para calibrar o decibelímetro), voltímetro, microfone condensado de compressão e de campo livre, decibelímetro com filtro de uma oitava ou de um terço de oitava, acopladores apropriados (6 cc, 2 cc, mastoide artificial) e um peso de 500 g e 5,4 newton (N). A saída ("output") do audiômetro é confirmada por vários transdutores, utilizados nos testes (p. ex., "headphones", fones de inserção, osciladores ósseos e alto-falantes) em que o transdutor é acoplado a uma orelha artificial, acoplador de 2 cc ou mastoide artificial. Para a calibração dos alto-falantes (**Fig. 2.1D**), um microfone de campo livre calibrado é posicionado na sala de testes a uma distância igual àquela que seria a distância até a cabeça do paciente, mas sem a presença do paciente. A saída do microfone calibrado é acoplada a um decibelímetro calibrado e a um filtro de uma oitava ou um terço de oitava. Sinais (banda estreita – "narrow band" [NB], tons puros frequência-modulados ou fala) são enviados ao alto-falante a partir do audiômetro, e a saída do alto-falante é calibrada com o equipamento mencionado anteriormente para garantir que a saída medida está em conformidade com o padrão ANSI S3.6-2004 para limiares em campos sonoros. No ANSI S3.6-2004, existem padrões separados caso o alto-falante esteja em azimute 0°, 45° ou 90° em relação ao paciente, e caso os testes sejam realizados mono ou binauralmente. Tipicamente, a maioria das clínicas seleciona o padrão 0° com audição binaural como referência para calibração em campo sonoro. Voltando ao Capítulo 1 deste manual, a calibração confirma que uma leitura do audiômetro de 0 decibel em nível de audição (dB NA) é equivalente aos decibeis esperados em níveis de pressão sonora (dB NPS) em cada frequência para todos os transdutores. Adicionalmente, a calibração verifica a não existência de distorções harmônicas (ou seja, 1.000 Hz no audiômetro são representativos de um tom puro com frequência de 1.000 Hz), que a interferência de ruído não existe e que a atenuação do audiômetro é linear (ou seja, um aumento de 5 dB NA [no visor do audiômetro] resulta em um aumento de 5 dB NPS [no acoplador]). A **Fig. 2.1** ilustra a configuração para calibração do audiômetro utilizando um "headphone" TDH-49/50 acoplado a um acoplador de 6 cc (A), um fone de inserção ER-3A acoplado ao acoplador de 2 cc (B), um vibrador ósseo acoplado à mastoide artificial (C) e alto-falantes sendo calibrados por um microfone de campo livre (D).

Adicionalmente, uma calibração regular deve ser realizada nos imitanciômetros para confirmar que os resultados obtidos na timpanometria, pesquisa dos limiares de reflexos acústicos (LRA) e *decay* do reflexo acústico são acurados. A **Fig. 2.2** ilustra a calibração de um imitanciômetro com uma cavidade de 0,5 cc.

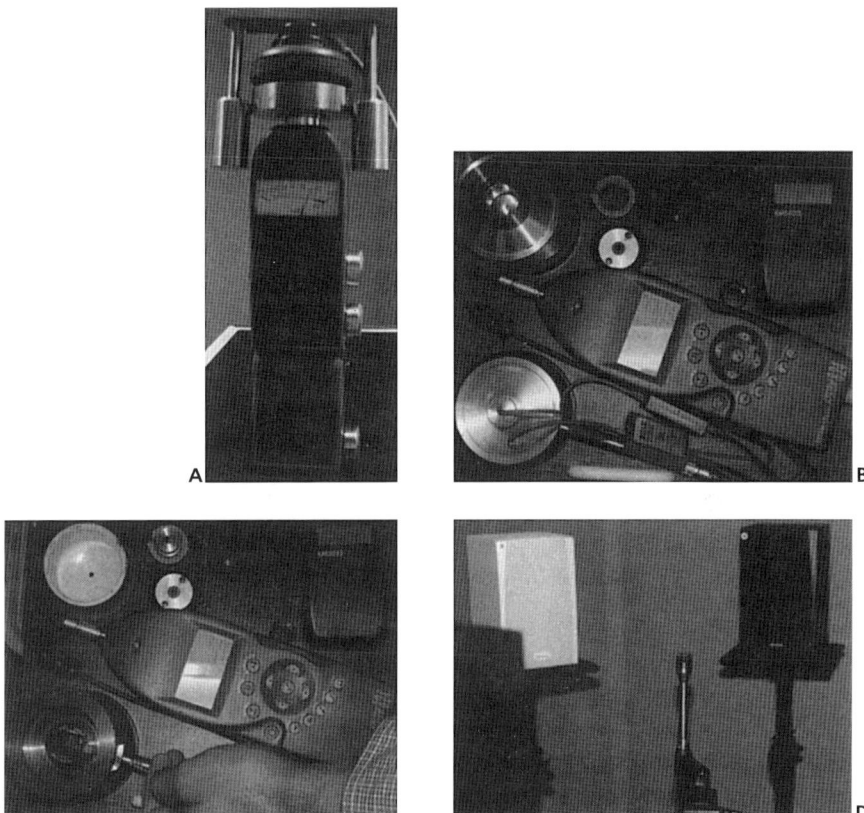

Fig. 2.1 Configuração dos equipamentos para calibração audiométrica. (**A**) Headphone TDH 49/50 posicionado em um acoplador de 6 cc, (**B**) fone de inserção ER-3A em um acoplador de 2 cc, (**C**) vibrador ósseo em uma mastoide artificial, e (**D**) alto-falantes de campo sonoro, sendo calibrados com um microfone de campo livre. Nota: Para a calibração do headphone e do vibrador ósseo, um peso de 500 g e 5,4 N, respectivamente, seriam posicionados no topo do transdutor para simular a tensão apropriada da tiara.

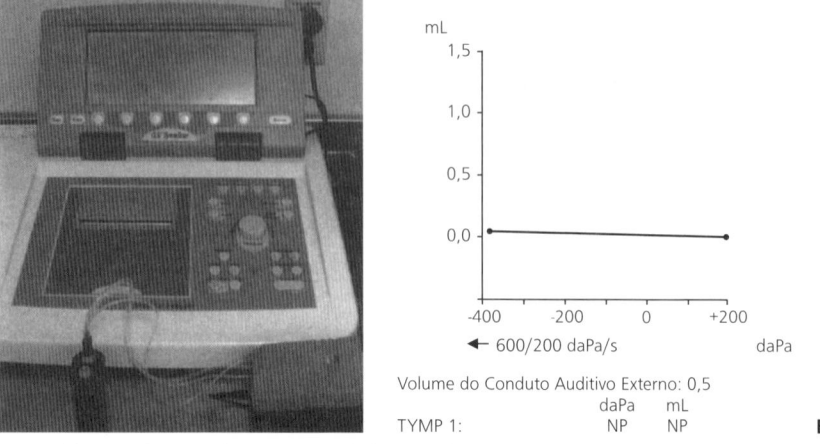

Fig. 2.2 Calibração de um imitanciômetro. (**A**) A sonda do imitanciômetro é posicionada no interior de uma cavidade de 0,5 cc (ou uma cavidade de 2,0 cc). Um timpanograma diagnóstico é realizado com a sonda no acoplador, e (**B**) o resultado esperado para um equipamento apropriadamente calibrado é mostrado à direita. Um timpanograma plano é obtido com um volume de conduto auditivo de 0,5 cc, o que é idêntico ao volume da cavidade de calibração.

■ Que É a Máxima Amplitude Permitida de Ruído no Ambiente de Teste?

Ao medir limiares auditivos, é importante que o nível de ruído no ambiente de teste não resulte em limiares erroneamente elevados. De acordo com a ANSI (ANSI S3.1 – 1999 [revisada em 2003]), ao se testar limiares para tons puros utilizando "headphones" convencionais (TDH – 49/50), os níveis máximos permissíveis de ruído ambiental (NMPRAs) variam de 16 a 33 dB NPS (**Tabela 2.1**, Coluna 2), dependendo da frequência de teste. Adicionalmente, os NMPRAs para testes com alto-falantes em campo sonoro ou por condução óssea são ainda menores (6-16 dB NPS; **Tabela 2.1**, Coluna 4), enquanto aqueles para testes com fones de inserção são maiores (42-51 dB NPS; **Tabela 2.1**, Coluna 3). Os níveis de ruído ambiental em um consultório "silencioso" irão quase sempre exceder os NMPRAs; portanto, cuidados especiais devem ser tomados ao interpretar testes auditivos realizados em salas que não atendam ao ANSI S3.1-1999 (Revisada em 2003). Mais ainda, se níveis aceitáveis de ruído não puderem ser obtidos, então a utilização de uma cabine acusticamente isolada com uma ou duas paredes é necessária.

■ Como São Determinados os Limiares de Condução Aérea e Óssea?

A audiometria de tons puros convencional consiste em testes da condução aérea (CA) e óssea (CO). Os **testes da CA** envolvem o uso de um "headphone" (**Fig. 2.3A**) ou de um fone de inserção (**Fig. 2.3B**), que transmitem o estímulo (250, 500, 1.000, 2.000, 3.000,

Tabela 2.1 NMPRAs em Bandas de Um Terço de Oitava (em dB NPS) para Testes Audiométricos de 250 a 8.000 Hz

Frequência	TDH	Inserção	Orelhas Abertas (Campo Sonoro/ Condução Óssea)
250	20,0	48,0	16,0
500	16,0	45,0	11,0
800	19,0	44,0	10,0
1.000	21,0	42,0	8,0
1.600	25,0	43,0	9,0
2.000	29,0	44,0	9,0
3.150	33,0	46,0	8,0
4.000	32,0	45,0	6,0
6.300	32,0	48,0	8,0
8.000	32,0	51,0	9,0

Fonte: De Frank, T., & Rosen, A. D. (2007). Basic instrumentation and calibration. In R. J. Roeser, M. Valente, & H. Hosford-Dunn (Eds.) *Audiology: Diagnosis*. 2nd ed. (pp. 195-237). New York: Thieme Medical Publishers, Inc.

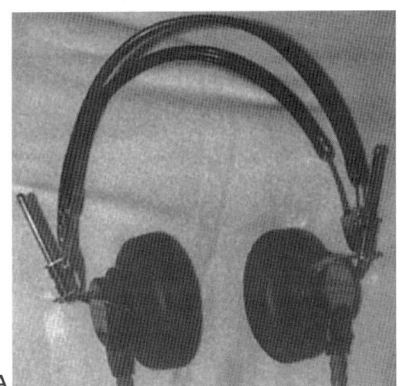

A

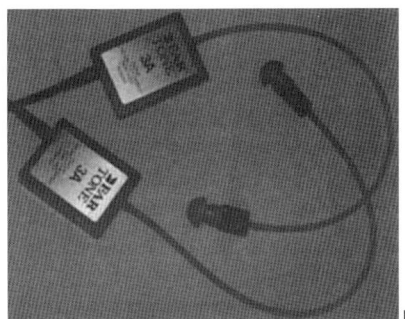

B

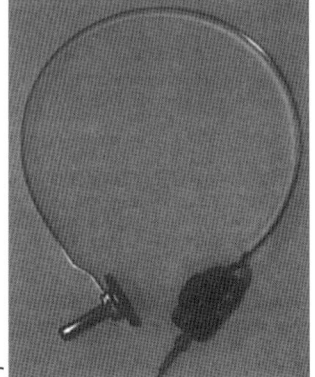

C

Fig. 2.3 Vários transdutores utilizados nos testes de tons puros. (**A**) "Headphones" TDH 49/50. (**B**) Fones de inserção ER-3A. (**C**) Vibrador ósseo B71.

4.000, 6.000 e 8.000 Hz) ao conduto auditivo externo. Os limiares obtidos pelos testes de condução aérea refletem o estado das orelhas externa, média e interna. Os **testes da CO** envolvem a utilização de um vibrador ósseo (**Fig. 2.3C**) para conduzir o estímulo (250, 500, 1.000, 2.000, 3.000 e 4.000 Hz) até a mastoide. Os limiares obtidos pelos testes de condução óssea refletem somente o estado da orelha interna. Os limiares são tipicamente obtidos por uma técnica escalonada, em que o audiologista aumenta e reduz o controle atenuador do audiômetro (dB NA) até que o limiar seja determinado. O limiar é definido como o menor nível de intensidade (dB NA) em que o paciente é capaz de ouvir o estímulo em 50% das vezes. (Nota: Testes com tons puros nas frequências interoitavas de 750 e 1.500 Hz são necessários, caso exista uma diferença ≥ 20 dB NA entre as frequências de 500 e 1.000 Hz ou 1.000 e 2.000 Hz, respectivamente.)

Os limiares para tons puros são registrados no **audiograma**, com a frequência no eixo dos x e dB NA no eixo dos y, utilizando os símbolos audiométricos ilustrados na **Fig. 2.4**. O audiograma deve manter uma razão de aspecto de 20 dB por oitava, o que significa que caso a distância entre 0 e 20 dB NA seja de 1 polegada, então a distância entre cada oitava (p. ex., 250 a 500 Hz) deve também ser de 1 polegada. Os limiares de tons puros para a orelha direita são comumente registrados com símbolos vermelhos, e são representados por um círculo (sem mascaramento) ou um triângulo (com mascaramento) para a condução aérea e um colchete (com a face aberta à direita) para o teste de condução óssea. Os limiares de tons puros para a orelha esquerda são comumente registrados com símbolos negros ou azuis, e são representados por um "x" (sem mascaramento) ou quadrado (com mascaramento) para a CA e um colchete (com a face aberta para a esquerda) para o teste de CO. Em alguns casos, um paciente pode não apresentar respostas para tons puros até o limite do audiômetro. Estas respostas são registradas com os símbolos apropriados (sem e com mascaramento, CA ou CO), com a adição de uma seta que aponta diagonalmente para o canto esquerdo inferior do audiograma para respostas da orelha direita e diagonalmente para o canto inferior direito do audiograma para respostas da orelha esquerda.

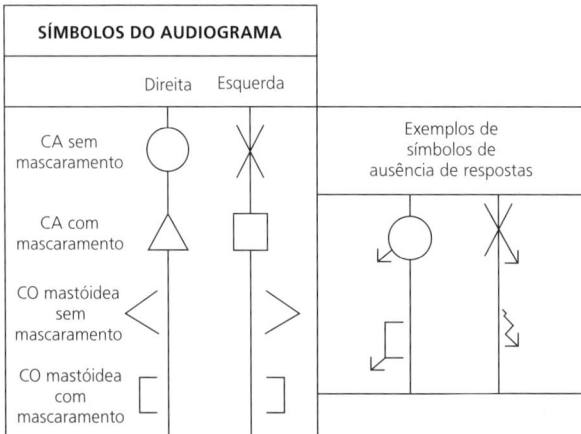

Fig. 2.4 Símbolos audiométricos.

TESTES AUDIOMÉTRICOS

■ Quando É Necessário Mascarar para Testes de Condução Aérea?

O **mascaramento** consiste na utilização de uma fonte sonora posicionada na **orelha não testada** (ONT) para prevenir quanto à participação da ONT na determinação dos limiares audiométricos do paciente na orelha em teste (OT). A fonte sonora utilizada no mascaramento para testes de tons puros é o **ruído narrow-band** (NB) centrado na frequência em teste (p. ex., NB de 1.000 Hz na ONT ao estabelecer um limiar para 1.000 Hz na OT). O mascaramento na audiometria vocal é realizado com um "speech noise", que consiste em um ruído de banda larga (centrado em torno de 500 a 2.000 Hz) filtrado para corresponder ao espectro médio da fala a longo prazo.

O mascaramento é necessário nos testes de CA, caso o limiar da CA na frequência testada na OT exceda o limiar de CO da ONT em 40 dB NA ou mais na mesma frequência. Assim, esta regra requer uma *comparação contralateral* entre o limiar de CA da OT e o limiar de CO na mesma frequência no lado oposto, ou ONT. O critério de 40 dB NA foi escolhido como uma estimativa conservadora da atenuação interaural *mínima* para testes de CA. A atenuação interaural consiste na quantidade de um sinal introduzido na OT que é perdida durante a transmissão até a ONT pelo crânio (Roeser e Clark, 2007). A **Fig. 2.5A** ilustra o cruzamento que ocorre até a ONT quando um sinal de 40 dB NA ou maior é introduzido na OT. O estímulo mascarador para todos os testes com tons puros consiste em NB centrado próximo à frequência em teste na ONT (**Fig. 2.5B**).

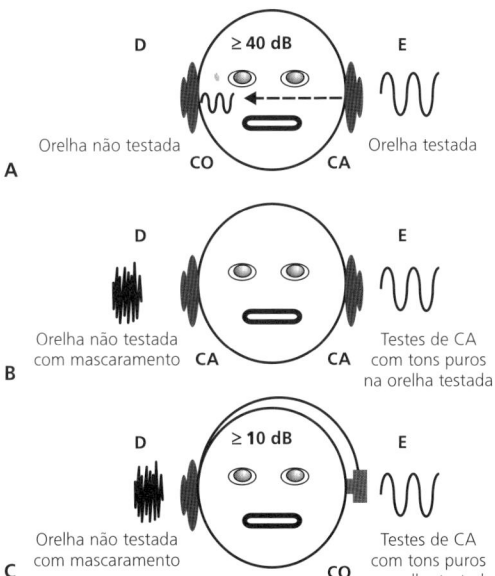

Fig. 2.5 Ilustrações da atenuação interaural média para testes de condução aérea (**A**), e configurações de mascaramento para testes de conduções aérea (**B**) e óssea (**C**). (Adaptada de Roeser, R. J., & Clark, J. L. (2007). Clinical masking. In R. J. Roeser, M. Valente, & H. Hosford-Dunn (Eds.). *Audiology: Diagnosis.* 2nd ed. (pp. 261-287). New York: Thieme Medical Publishers, Inc.)

■ Quando É Necessário Mascarar para Testes de Condução Óssea?

O mascaramento para testes de CO é necessário quando os limiares de CA da OT excedem os limiares da CO da OT em 10 dB NA ou mais, o que é designado como **gap (ou diferença) aéreo-ósseo**. A atenuação interaural mínima para testes de CO é de 0 dB e, portanto, o critério para mascaramento é reduzido comparativamente àquele do mascaramento para o teste de CA (**Fig. 2.5C**). Assim, esta regra requer uma comparação ipsolateral entre os limiares de CA e CO na mesma orelha na frequência testada; entretanto, o mascaramento para testes de CO é realizado por um NB centrado próximo à frequência testada da ONT, utilizando CA. Como pode ser observado na **Fig. 2.6**, ao mascarar para limiares de CO à direita, a orelha direita permanece não ocluída, enquanto a orelha esquerda é coberta pelo *headphone* para a apresentação do ruído de mascaramento. Neste caso, o fone da direita é simplesmente posicionado no lado direito da cabeça de forma a não ocluir a orelha direita e para dar suporte ao fone posicionado sobre a orelha esquerda.

■ Como É Determinado o Limiar de Reconhecimento da Fala?

Durante a audiometria vocal, os pacientes são solicitados a repetir uma lista padronizada de palavras espondaicas (p. ex., bombom, qualquer), até que um **limiar de reconhecimento da fala** (**LRF** ou **SRT**) seja estabelecido. Neste caso, as palavras são diminuídas em passos de 10 dB e aumentadas em passos de 5 dB, até que o audiologista encontre o nível mais confortável em dB NA em que o paciente possa repetir corretamente a palavra 50% das vezes (daí o termo *limiar* de reconhecimento da fala). As palavras espondai-

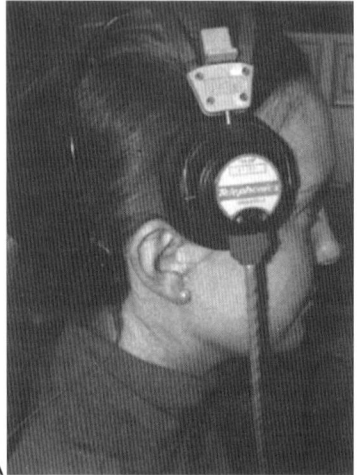
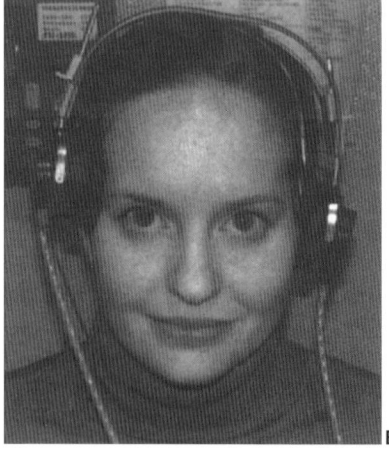

Fig. 2.6 (A, B) Configuração do transdutor para testes de condução óssea com mascaramento na orelha direita, com o ruído de mascaramento sendo apresentado à orelha esquerda pelo fone à esquerda. Neste caso, o fone da direita simplesmente repousa no lado da cabeça.

TESTES AUDIOMÉTRICOS

Tabela 2.2 Interpretação do Speech Recognition Threshold (SRT)

SRT (dB NA)	Interpretação
0-15	Normal
16-25	Discreta
26-40	Leve
41-55	Moderada
56-70	Moderadamente severa
71-90	Severa
> 90	Profunda

cas utilizadas para estabelecer o SRT são apresentadas de forma pré-gravada ou o audiologista pode utilizar um microfone para apresentar as palavras via viva voz (VV). Embora a apresentação gravada seja preferida, de forma a permitir uma comparação mais confiável entre diferentes audiologistas e clínicas, a VV é frequentemente utilizada. Nestes casos, em que a VV é utilizada, é importante que o audiologista apresente cada sílaba da palavra espondaica em 0 dB no medidor VU (volume units) do audiômetro para maior acurácia. O SRT deve estar em concordância (± 10 dB) com a média de tons puros do paciente, ou com a média tritonal (500, 1.000 e 2.000 Hz) em uma sessão de teste confiável.

Em algumas ocasiões, o SRT não pode ser determinado, e o audiologista se interessa simplesmente pela mensuração da amplitude (dB NA) em que o paciente está consciente da presença de fala (**limiar de detecção da fala**, ou **LDF**). O LDF deve estar em concordância com o melhor limiar em tons puros do paciente, uma vez que o LDF consiste meramente em uma medida de detecção, não requerendo a identificação da palavra espondaica. A **Tabela 2.2** resume a interpretação do SRT.

■ Como É Determinado o Índice de Reconhecimento da Fala?

Outra medida comumente realizada pelo audiologista é o **índice de reconhecimento da fala** (**IRF**). O IRF é uma medida em que o paciente repete uma lista com 50 palavras monossilábicas foneticamente balanceadas, sendo o escore percentual de acertos calculado. Para adultos, as listas de palavras mais comuns são a NU-6 (homens e mulheres) e o CID-22 (homens). Para crianças, a lista de palavras mais comumente utilizada é a PBK-50. A melhor prática é utilizar uma lista completa de 50 palavras, a não ser que o paciente erre duas ou menos das primeiras 25 palavras. Caso o paciente erre mais de duas palavras das 25 primeiras, então a melhor conduta é ler todas as 50 palavras. Além disso, infelizmente muitos audiologistas utilizam a apresentação VV das palavras monossilábicas. Nesta conduta, o audiologista utiliza um microfone para apresentar as palavras ao vivo, ao mesmo tempo em que monitora o esforço vocal (nível de entrada) da sua apresentação através da observação do medidor VU do audiômetro. O objetivo é manter o pico das palavras da fase carreadora, "repita a palavra" em 0 dB no medidor VU, mas manter a amplitude da apresentação mais natural. Como se pode imaginar, esta não é a melhor conduta recomendada, uma vez que crie uma variabilidade significativa intra e interaudiologistas. A melhor conduta requer a apresentação das 50 pala-

Tabela 2.3 Interpretação do Índice de Reconhecimento da Fala (IRF)

IRF (%)	Interpretação
90-100	Normal
76-88	Dificuldade leve
60-74	Dificuldade moderada
50-58	Ruim
< 50	Muito ruim

vras em um formato padronizado utilizando um CD ou fita cassete com as listas de palavras. As palavras são apresentadas em uma amplitude em dB em que o ouvinte possa ouvir claramente, o que é, para a maioria dos ouvintes com audição normal, cerca de 40 dB acima do SRT do ouvinte (p. ex., 40 dB NS, ou nível de sensação). A **Tabela 2.3** provê as diretrizes para interpretação do IRF.

■ Quando É Necessário Mascarar para o "Speech Recognition Threshold"?

O mascaramento para o SRT é necessário quando o SRT na OT excede o melhor limiar de CO da ONT em qualquer das frequências da fala (500, 1.000 ou 2.000 Hz) em 40 dB ou mais. O mascaramento para audiometria vocal utiliza um "speech noise" apresentado à ONT via CA.

■ Quando É Necessário Mascarar para o Índice de Reconhecimento da Fala?

O mascaramento para o IRF é necessário quando o nível de apresentação das palavras na OT excede o melhor limiar para CO na ONT em 40 dB ou mais em qualquer das frequências da fala (500-2.000 Hz). Uma vez que o IRF é tipicamente conduzido em 40 dB NS (em referência ao SRT do ouvinte na mesma orelha), pode-se assumir que o mascaramento para o IRF deve ser sempre utilizado nos pacientes com sensibilidade auditiva relativamente simétrica. Novamente, o mascaramento para audiometria vocal utiliza um "speech noise", que é apresentado à ONT via CA.

TESTES AUDIOMÉTRICOS

■ Como se Interpreta um Audiograma?

A interpretação audiométrica envolve a determinação do **tipo, magnitude** e **configuração** da perda auditiva. Como previamente colocado, o **tipo** da perda auditiva é determinado pela comparação entre os limiares de CA e CO, podendo ser classificado como condutiva, neurossensorial ou mista. A **magnitude** da perda auditiva é interpretada em uma escala de normal a profunda, com base na média tritonal (média dos limiares em 500, 1.000 e 2.000 Hz). A **Tabela 2.4** descreve as diferentes magnitudes de perda auditiva.

A **configuração** ou formato da perda auditiva pode ser classificada como plana, descendente, ascendente, abrupta, em "U", em "U" invertido, de altas frequências, fragmentada ou com entalhe. Uma configuração **plana** é caracterizada por uma pequena, ou até mesmo ausência de variações dos limiares nas diversas frequências (± 20 dB). Uma configuração **descendente** é caracterizada pela queda (piora) dos limiares à medida que a frequência aumenta. Esta configuração descendente pode ser **gradual**, **aguda** ou **abrupta**. Uma configuração **ascendente** caracteriza-se pelo aumento (melhora) dos limiares à medida que a frequência aumenta. Esta configuração ascendente pode ser **gradual**, **aguda** ou **abrupta**. Uma configuração **abrupta** é caracterizada pela queda (piora) dos limiares auditivos de forma bastante aguda entre oitavas de frequência. Uma configuração em "**U**" se caracteriza pela piora dos limiares auditivos nas frequências médias, sendo melhores nas graves e nas agudas. Esta configuração está frequentemente associada a perdas auditivas genéticas. Um "**U**" **invertido** é caracterizado pela melhora dos limiares auditivos nas frequências médias, sendo piores nas graves e agudas. Uma configuração de **alta frequência** é caracterizada por limiares normais entre 250 e 2.000 Hz, seguidos por perda auditiva entre 3.000 e 8.000 Hz. Uma perda **fragmentada** é caracterizada pela presença de limiares auditivos somente em frequências muito baixas. Uma configuração em **entalhe (ou gota)** é caracterizada por audição normal até 3.000 Hz, com uma queda aguda em 4.000 e 6.000 Hz e melhora em 8.000 Hz. Esta configuração é tipicamente observada em pacientes com história de exposição excessiva a altos níveis de ruído. Outro exemplo de configuração em entalhe ocorre durante os testes de CO quando se observa pior audição em 2.000 Hz, com melhora em 1.000 e 4.000 Hz. Isto é algumas vezes denominado **entalhe de Carhart** e algumas vezes é observado em pacientes com otosclerose. A **Fig. 2.7** provê ilustrações e descritores para as configurações audiométricas descritas anteriormente.

Tabela 2.4 Interpretação da Magnitude da Perda Auditiva com Base na Média Tritonal, que Consiste na Média dos Limiares em 500, 1.000 e 2.000 Hz

Média Tritonal (dB NA)	Magnitude da Perda Auditiva
0-15	Normal
16-25	Discreta
26-40	Leve
41-55	Moderada
56-70	Moderadamente severa
71-90	Severa
> 90	Profunda

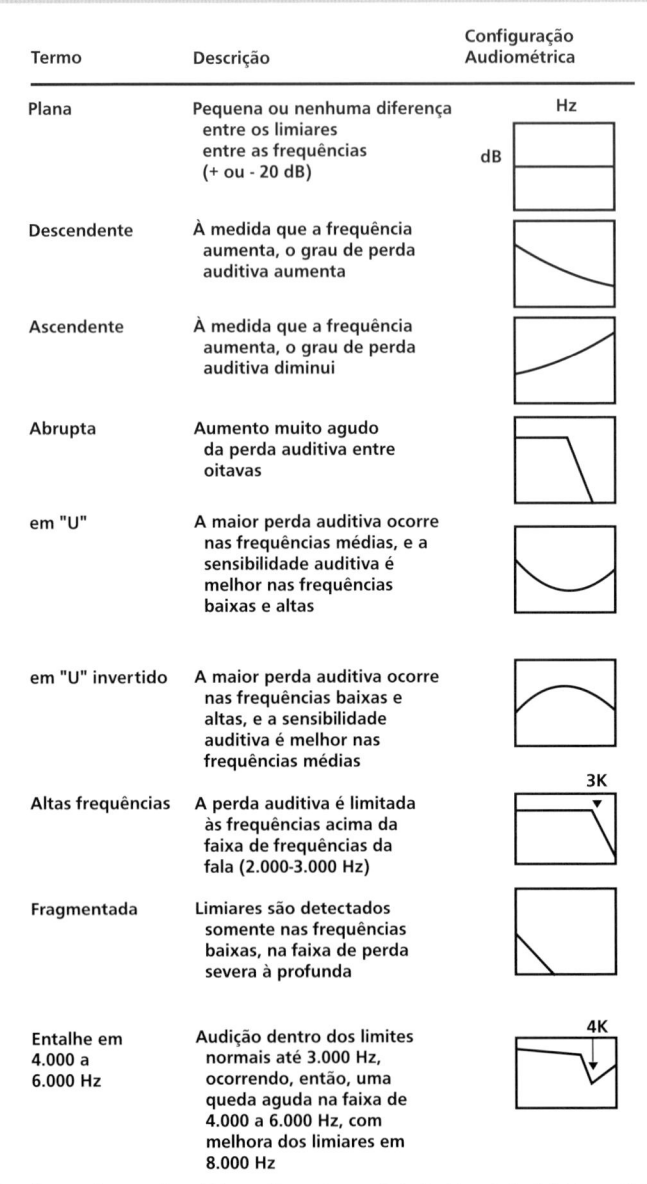

Termo	Descrição	Configuração Audiométrica
Plana	Pequena ou nenhuma diferença entre os limiares entre as frequências (+ ou - 20 dB)	
Descendente	À medida que a frequência aumenta, o grau de perda auditiva aumenta	
Ascendente	À medida que a frequência aumenta, o grau de perda auditiva diminui	
Abrupta	Aumento muito agudo da perda auditiva entre oitavas	
em "U"	A maior perda auditiva ocorre nas frequências médias, e a sensibilidade auditiva é melhor nas frequências baixas e altas	
em "U" invertido	A maior perda auditiva ocorre nas frequências baixas e altas, e a sensibilidade auditiva é melhor nas frequências médias	
Altas frequências	A perda auditiva é limitada às frequências acima da faixa de frequências da fala (2.000-3.000 Hz)	3K
Fragmentada	Limiares são detectados somente nas frequências baixas, na faixa de perda severa à profunda	
Entalhe em 4.000 a 6.000 Hz	Audição dentro dos limites normais até 3.000 Hz, ocorrendo, então, uma queda aguda na faixa de 4.000 a 6.000 Hz, com melhora dos limiares em 8.000 Hz	4K

Figura 2.7 Configurações audiométricas. (From: Roeser, R. J., Buckley, K. A., & Stickney, G. S. (2000). Pure tone tests. In R. J. Roeser, M. Valente, & H. Hosford-Dunn (Eds.). *Audiology: Diagnosis.* (pp. 227-251). New York: Thieme Medical Publishers, Inc.)

TESTES AUDIOMÉTRICOS

■ Qual a Diferença entre Perda Auditiva Condutiva, Neurossensorial e Mista?

Uma perda auditiva **condutiva** (PAC) é o resultado de uma transmissão ineficiente do som desde a orelha externa e/ou média até a orelha interna. Corpos estranhos no conduto auditivo externo, impactação de cerume e condições, como atresia, otite média e otosclerose, podem levar a uma PAC. As PACs frequentemente podem ser corrigidas por tratamento médico, clínico ou cirúrgico.

Uma perda auditiva **neurossensorial** (PANS) é o resultado de lesões na orelha interna e/ou nervo auditivo. Perda auditiva induzida por níveis de pressão sonora elevada, presbiacusia e doenças de Ménière são exemplos de PANS. Uma PANS é tipicamente permanente e tipicamente não pode ser corrigida por tratamentos clínicos ou cirúrgicos; entretanto, algumas causas de PANS, como a doença de Ménière e perda auditiva neurossensorial súbita (PANSS), podem ser melhoradas por de tratamentos médicos.

Uma perda auditiva **mista** apresenta componentes condutivos e neurossensoriais. Por exemplo, um indivíduo com presbiacusia e otite média crônica com efusão pode apresentar uma perda auditiva mista.

O tipo da perda auditiva é determinado pela relação entre os limiares de CA e CO. Nos testes de CA, o estímulo é apresentado pelos "headphones" ou fones de inserção. Os testes de CO apresentam o estímulo através de vibração produzida por um vibrador ósseo posicionado na mastoide; assim, o sinal contorna *(bypass)* as orelhas externa e média e estimula diretamente a orelha interna. Indivíduos com PAC apresentam limiares por CO normais (≤ 15 dB) e limiares de CA reduzidos. No audiograma, isso é definido por um "gap" aéreo-ósseo maior do que 10 dB ou como se encontra ilustrado para a orelha direita ([e Δ) na **Fig. 2.8A**. Pacientes com PANS apresentam limiares para CA e CO igualmente rebaixados, superiores a 15 dB NA e não apresentam "gaps" aéreos-ósseos. Isto é ilustrado na **Fig. 2.8B**, em que os limiares de CO de 2.000 a 4.000 Hz se encontram além dos limites do audiômetro. Finalmente, um paciente com perda auditiva mista apresenta limiares por CA e CO rebaixados, com um "gap" aéreo-ósseo associado (ou seja, os limiares de CO são > 15 dB NA e existe um "gap" aéreo-ósseo significativo), como pode ser visto para a orelha esquerda (] e □) na **Fig. 2.8C**.

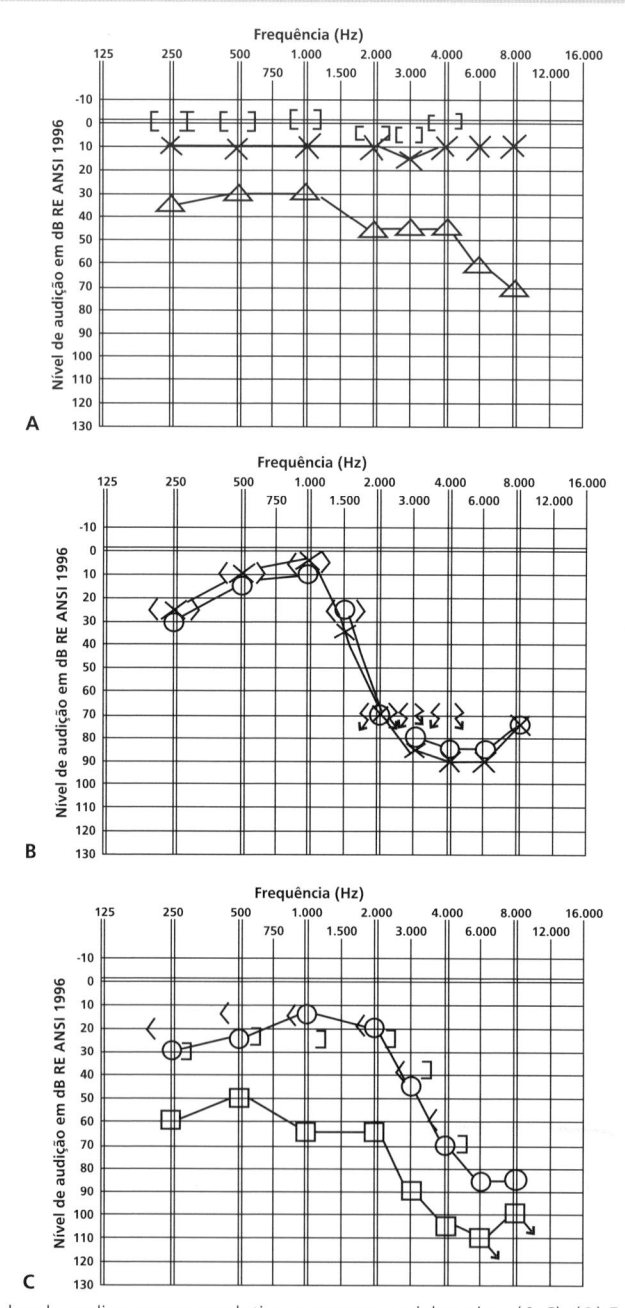

Fig. 2.8 Exemplos de audiogramas: condutiva, neurossensorial e misto (**A-C**). (**A**) Esquerda normal; perda condutiva à direita (leve de 250 a 1.000 Hz inclinado gradualmente para moderadamente severa de 2.000 a 8.000 Hz). (**B**) PANS bilateral (leve ascendendo até normal de 250 a 1.000 Hz, inclinando-se subitamente de leve à severa de 1.000 a 2.000 Hz, com perda severa em "U" de 2.000 a 8.000 Hz). (**C**) Leve, ascendendo à discreta PANS na orelha direita de 250 a 1.000 Hz, com inclinação súbita à severa até 8.000 Hz; perda auditiva mista moderadamente severa de 250 a 2.000 Hz com inclinação abrupta até perda auditiva mista profunda de 4.000 a 8.000 Hz na orelha esquerda.

TESTES AUDIOMÉTRICOS

▪ Quais São os Critérios Audiométricos para o Schwannoma Vestibular?

Várias "bandeiras vermelhas" audiométricas podem ser indicativas de um possível schwannoma vestibular. Fatores, como perda auditiva assimétrica de altas frequências (em ≥ 2 frequências adjacentes), IRF baixo, REs elevados e/ou ausentes e *decay* do reflexo acústico positivo, podem ser sugestivos de uma patologia retrococlear (ou seja, após a cóclea). Adicionalmente aos achados audiométricos, queixas subjetivas do paciente de sintomas unilaterais (p. ex., zumbido, plenitude auricular, dormência facial) devem também ser consideradas como possíveis indicadores de uma patologia retrococlear, especialmente no lado em que se expressam os sintomas. Quando uma ou mais das anteriormente mencionadas bandeiras vermelhas estão presentes, é sempre recomendado que o paciente seja encaminhado a um otologista para que se afaste uma patologia retrococlear, envolvendo, frequentemente, potenciais auditivos de tronco encefálico (PEATE) e métodos de imagem.

▪ Que É Timpanometria e Como Ela É Interpretada?

Timpanometria é uma medida objetiva da função da orelha média, que determina a quantidade de energia transmitida pelo sistema da orelha média. Esta medida é obtida pelo posicionamento de uma sonda no conduto auditivo externo, composta por três partes: um alto-falante, uma bomba de pressão com manômetro e um microfone. A **Fig. 2.9** mostra um imitanciômetro com a sonda, indicada pela seta contínua. Durante a timpanometria, um tom de 226 Hz é apresentado pelo alto-falante da sonda, enquanto a bomba de pressão com manômetro varia automática e lentamente a pressão no conduto auditivo externo de + 200 a − 200 daPa (decapascais). Ao mesmo tempo, o microfone da sonda mede as alterações de intensidade (em dB NPS) à medida que a pressão é variada. À medida que a imitância diminui (ou seja, a membrana timpânica está mais rígida e mais som é refletido para fora da membrana timpânica), o NPS medido aumenta. Quando a imitância aumenta (ou seja, a membrana timpânica é mais complacente e

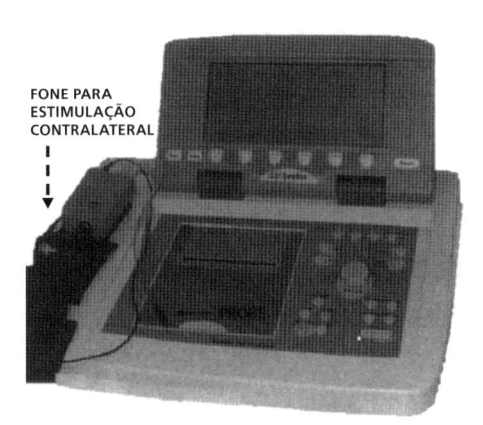

Fig. 2.9 Exemplo de imitanciômetro utilizado para realização de timpanometrias, pesquisa dos limiares dos reflexos acústicos, *decay* do reflexo e testes de função tubária.
A sonda é indicada pela seta contínua e a inserção para estímulo contralateral pela *seta tracejada*.

Tabela 2.5 Interpretação da Timpanometria

Parâmetro	Variação Normal
Volume do conduto auditivo	0,6-1,5 mL
Pressão da orelha média	± 100 daPa
Admitância estática	0,3-1,4 mmhos

menos som é refletido para fora da membrana timpânica), o NPS medido diminui. Ao final da timpanometria, o audiologista terá medido o **volume do conduto auditivo (VCA)** (espaço físico entre a ponta da sonda e a membrana timpânica), a **pressão da orelha média (POM)** (ou seja, a pressão ao longo da abscissa do timpanograma em que a membrana timpânica se encontra mais complacente ou em que a pressão é idêntica em ambos os lados da membrana timpânica), e a **admitância estática ou complacência máxima** (ponto ao longo do timpanograma em que a quantidade de NPS refletido é menor).

Na orelha média de um adulto normal, o VCA deve estar entre 0,6 e 1,5 mL, a POM seria de ± 100 daPa, e a complacência máxima (ou seja, altura do timpanograma) deve estar entre 0,3 e 1,4 mL. A **Tabela 2.5** expõe os valores normatizados para interpretação da timpanometria, e a **Fig. 2.10** ilustra um timpanograma normal. Caso o VCA seja ≥ 1,5 mL, então isso pode ser sugestivo da presença de uma perfuração na membrana timpânica ou uma tuba auditiva com equalização de pressão funcional (**Fig. 2.11A**, em que o VCA é de 7,2 mL). Um VCA inferior a 0,60 mL pode sugerir uma rolha de cerume, sonda bloqueada, ou um conduto auditivo externo estreito pouco usual. Caso a POM seja superior a – 100 daPa, então isso pode ser sugestivo da presença de uma disfunção tubária (**Fig. 2.11B** em que a POM é de –230 daPa). Uma POM superior a + 100 daPa pode sugerir a presença de otite média aguda. Caso a complacência estática seja inferior

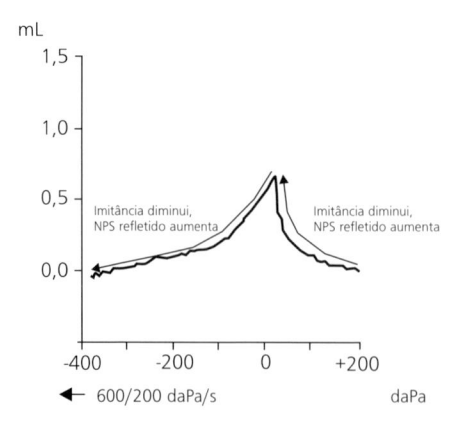

Volume do conduto auditivo: 1,5

	daPa	mL
TYMP 1:	20	0,7

Fig. 2.10 Exemplo de um timpanograma anormal.

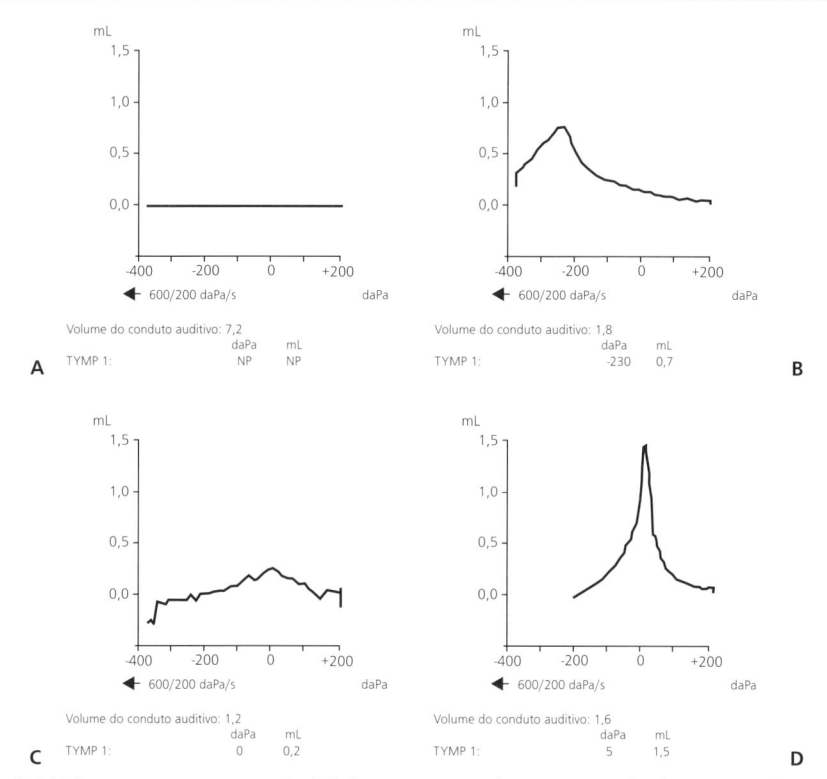

Fig. 2.11 Timpanogramas anormais: (**A**) timpanograma plano, acompanhado por um volume de conduto auditivo alargado (7,2 mL), consistente com uma perfuração ou tubo de timpanostomia patente; (**B**) pressão negativa significativa (-230 daPa); (**C**) timpanograma hipocomplacente (0,2 mL) e (**D**) timpanograma hipercomplacente (1,5 mL).

a 0,3 mmhos, isso sugeriria uma orelha média "rígida", ou hipocomplacente, que poderia estar relacionado, por exemplo, com a presença de otite média ou otosclerose (**Fig. 2.11C,** em que a complacência estática é de 0,2 mL). Caso a complacência estática seja maior do que 1,4 mmhos, isso sugeriria uma orelha média hipercomplacente, que poderia estar relacionada, por exemplo, com uma cicatriz na membrana timpânica ou disjunção ossicular (**Fig. 2.11D**, com complacência estática de 1,5 mL).

■ Que São os Limiares dos Reflexos Acústicos e Como Eles São Interpretados?

A introdução de um som alto no conduto auditivo externo de cada orelha resulta no **reflexo acústico**, ou contração do músculo estapédico (e, em menor grau, do tensor do tímpano), levando ao enrijecimento da membrana timpânica e a uma alteração resultante na imitância da orelha média. Esta alteração na imitância é medida como um aumento em dB NPS pelo microfone da sonda. Os **limiares dos reflexos acústicos (LRA),** ou o menor nível em que o reflexo acústico pode ser eliciado (deflexão ≥ 0,02

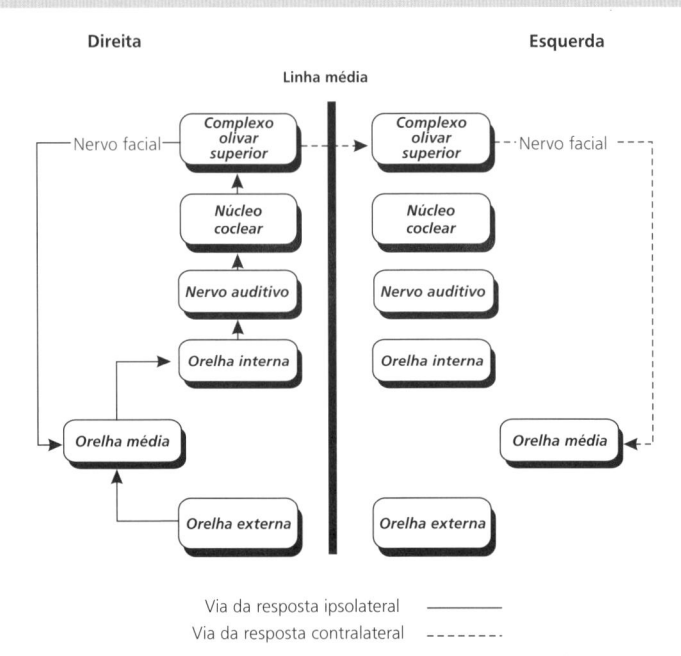

Fig. 2.12 Vias do arco reflexo acústico ilustrando o ipsolateral direito *(linha contínua)* e contralateral direito *(linha tracejada)*. (De Martin & Clark, INTRODUCTION TO AUDIOLOGY, Figure 6.6, p. 160, © 2006. Reproduzido com permissão da Pearson Education, Inc.)

mL), são clinicamente úteis na avaliação direta do estado da orelha média e na avaliação indireta dos estados coclear e retrococlear. Os LRAs podem ser medidos ipsolateralmente (estímulo na orelha com sonda) ou contralateralmente (estímulo na orelha sem a sonda) por um fone supra-aural ou de inserção (indicado pela seta tracejada na **Fig. 2.9**), sendo comumente medidos em 500, 1.000, 2.000 e 4.000 Hz. A **Fig. 2.12** ilustra as vias do reflexo acústico para estimulação ipsolateral (linha contínua) e contralateral (linha tracejada). Como pode ser visto na **Fig. 2.12**, a medida dos LRAs não fornece somente informações sobre o estado da orelha média, mas também sobre a orelha interna, nervo auditivo, tronco encefálico baixo e nervo facial.

A **Fig. 2.13** ilustra os traçados obtidos em testes dos LRAs ipsolaterais em 500 Hz (superior) e 1.000 Hz (inferior). Na **Fig. 2.13**, o LRA em 500 Hz é de 85 dB NA e em 1.000 Hz é de 80 dB NA, já que este é o menor nível em que se pode notar uma deflexão ≥ 0,02 mL (note como abaixo do limiar a amplitude do reflexo é inferior a 0,02 e acima do limiar a amplitude do reflexo aumenta). Os LRAs estão tipicamente presentes entre 70 e 100 dB NA nos pacientes com audição normal. Os reflexos contralaterais são de geralmente 5 a 10 dB NS em referência ao LRA ipsolateral da frequência correspondente. Os LRAs podem estar presentes em níveis de sensação normais, NS elevados, NS reduzidos ou podem estar completamente ausentes. A **Tabela 2.6** resume a interpretação dos LRAs.

TESTES AUDIOMÉTRICOS

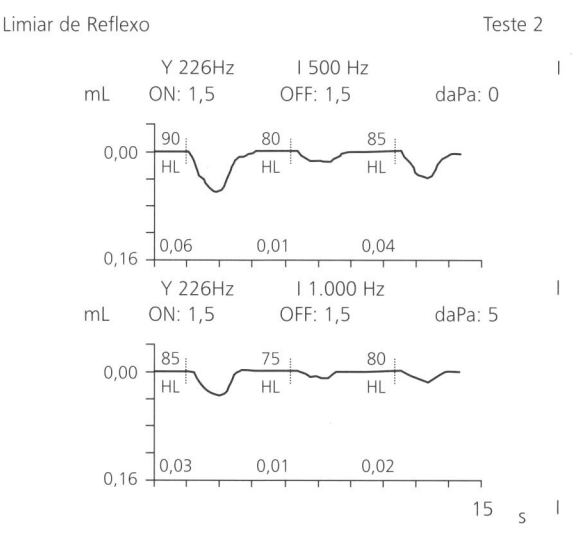

Fig. 2.13 Limiares do reflexo acústico ipsolaterais em 500 (curva superior) e 1.000 Hz (curva inferior) de um paciente com audição normal. O LRA em 500 Hz foi estabelecido em 85 dB NA e em 1.000 Hz foi estabelecido em 80 dB NA.

Tabela 2.6 Interpretação dos Limiares do Reflexo Acústico

Estado da Audição	Limiar Esperado do Reflexo Acústico (dB NA)
Normal	70-100 dB NA
Perda condutiva	Elevado ou ausente
Perda coclear	Nível de sensação (NS) normal ou reduzido
Perda neural	NS normal, elevado ou ausente

■ Que É a Pesquisa da Fatigabilidade *(decay)* do Reflexo Acústico e Como Ele É Interpretado?

O *decay* **do reflexo acústico** consiste na medida da sustentabilidade do reflexo acústico ou por quanto tempo o músculo estapédio pode permanecer contraído durante estimulação contínua. O *decay* do reflexo é medido com estimulação contralateral em 500 e 1.000 Hz em 10 dB NS (em referência ao LRA contralateral). O tom é apresentado continuamente por 10 segundos, e o paciente é instruído a permanecer o mais quieto possível. Um *decay* **do reflexo negativo** indica que a magnitude da contração reflexa do estapédio não caiu ≥ 50% nos primeiros 5 segundos de teste (**Fig. 2.14A**), enquanto um *decay* **do reflexo positivo** indica que a magnitude da contração do músculo estapédio caiu ≥ 50% nos primeiros 5 segundos de teste (**Fig. 2.14B**). Um *decay* do reflexo acústico positivo pode ser sugestivo de uma patologia retrococlear, e a avaliação subsequente por um otologista é fortemente recomendada.

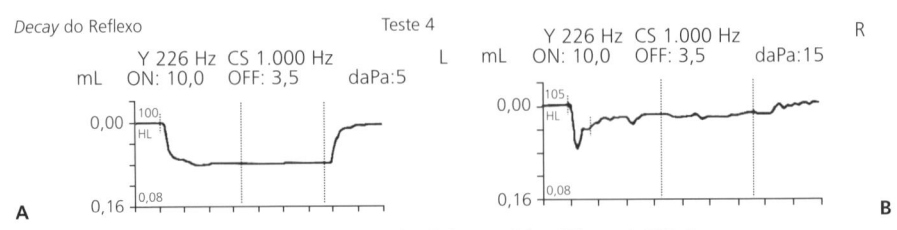

Fig. 2.14 *Decays* do reflexo acústico negativo (**A**) e positivo (**B**) em 1.000 Hz.

■ Que É o Teste de Stenger e Como Ele É Realizado para Testes com Tons Puros e Fala?

O **teste de Stenger** é útil no diagnóstico diferencial de **perdas auditivas funcionais** ou simulações, quando um indivíduo apresenta uma perda auditiva **assimétrica** ou **unilateral** (20 dB ou mais de diferença nos limiares auditivos entre as duas orelhas em algumas frequências audiométricas ou no SRT). Indicadores clínicos de uma possível simulação podem incluir falta de concordância entre a audiometria tonal e o SRT (± 10 dB quando o SRT é melhor do que a audiometria tonal), respostas inconsistentes ou exageradas, o SRT não está em concordância com a capacidade prévia do paciente de responder facilmente às perguntas durante a anamnese ou instruções, ou quando o paciente responde positivamente a quase todas as questões na anamnese. Outros "sinais" que podem alertar o audiologista de que o paciente pode estar exagerando uma perda auditiva ocorrem, quando a razão para a consulta é para o propósito de compensação ou como parte de um processo legal.

O Teste de Stenger envolve a apresentação de estímulos de tons puros ou fala (espondeus) a ambas as orelhas simultaneamente (audição dicótica ou diótica). Teoricamente, quando estímulos tonais ou da fala são apresentados às orelhas em um mesmo momento, com um dos estímulos mais alto em uma das orelhas, a orelha em que o estímulo é maior irá perceber o som. Em um Teste de Stenger com tons puros, um tom é apresentado à "melhor" orelha em 10 dB acima do limiar, e à orelha "pior" em 10 dB abaixo do limiar admitido. Caso o paciente responda aos tons, o audiologista saberá que ele de fato percebeu o som na orelha melhor; entretanto, caso o paciente não responda, isto pode indicar que a pessoa está simulando. Por exemplo, em 1.000 Hz um paciente admite um limiar de 20 dB NA na orelha direita e 60 dB NA na orelha esquerda. O audiologista decide pela realização de um teste de Stenger com tons puros para afastar uma simulação e, portanto, apresenta simultaneamente um tom de 1.000 Hz, em 30 dB NA (10 dB acima do limiar) na orelha direita e 50 dB NA (10 dB abaixo do limiar) na orelha esquerda. Caso o paciente responda à apresentação do tom, então o teste de Stenger é negativo, o que sugere que o paciente apresenta de fato audição pior na orelha em questão. Caso o paciente não responda, então o teste de Stenger é positivo, o que sugere uma perda auditiva funcional na pior orelha.

▪ Como os Testes com Diapasão São Realizados Clinicamente?

Os testes com diapasão raramente são utilizados pelos audiologistas, mas são utilizados pelos otorrinolaringologistas com grande regularidade. Caso um audiologista realize tais testes, ele tipicamente utilizará o vibrador de CO no lugar do diapasão para apresentar o estímulo. Isso se dá pelo fato de que o estímulo enviado pelo vibrador ósseo é livre de qualquer distorção, apresenta nível de intensidade conhecido e calibrado e não tem sua intensidade reduzida com o tempo.

Os testes com diapasão utilizados em Audiologia são os testes de **Weber**, **Rinne**, **Bing** e **Schwabach**. Todos estes exames servem para identificar o tipo ou localização da perda auditiva. O teste de **Weber** é utilizado para identificar uma perda auditiva unilateral como condutiva ou neurossensorial. Um diapasão (geralmente de 512 ou 1.024 Hz) é posicionado na linha média do crânio, na fronte, e o paciente deve determinar aonde ele ouve o som. Caso o paciente lateralize o som para a melhor orelha, o teste sugere perda auditiva neurossensorial na pior orelha. Caso o paciente lateralize para a pior orelha, o teste sugere uma perda condutiva na pior orelha. Indivíduos com audição normal ou perda auditiva neurossensorial bilateral ouvirão o som na linha média ou de forma idêntica em ambas as orelhas. O teste de **Weber** também pode ser realizado com um vibrador ósseo, como parte da avaliação audiométrica. O teste de **Rinne** também é utilizado para identificar uma perda auditiva, como neurossensorial ou condutiva, e envolve o posicionamento do diapasão próximo ao conduto auditivo externo e na mastoide, perguntando-se ao paciente em qual posição o tom soa mais alto. Caso o paciente responda que o tom é mais alto quando o diapasão é posicionado na mastoide, então o teste sugere uma perda auditiva condutiva. Caso o paciente responda que o tom é mais alto quando o diapasão é posicionado próximo ao conduto auditivo externo, então o teste sugere audição normal ou perda auditiva neurossensorial. O teste de **Bing** é utilizado para determinar a existência do efeito de oclusão, quando o conduto auditivo externo do paciente é ocluído. O diapasão é posicionado na mastoide enquanto o conduto auditivo do paciente é alternadamente ocluído e aberto, por uma compressão no trago. Caso o tom seja percebido como mais alto, quando o conduto auditivo estiver ocluído, então o teste sugere audição normal ou perda auditiva neurossensorial. Caso o tom *não* pareça mais alto, quando o conduto auditivo é ocluído, então o teste é sugestivo de perda auditiva condutiva. O teste com diapasão menos utilizado é o teste de **Schwabach**, que é utilizado para estimar os limiares de CA do paciente através da medida do tempo que o paciente leva para parar de ouvir o tom após o diapasão ter sido vibrado. A **Tabela 2.7** mostra os parâmetros para interpretação dos três testes com diapasão mais utilizados: Weber, Rinne e Bing.

Tabela 2.7 Interpretação dos Testes com Diapasão

Teste com Diapasão	Resultado	Interpretação
Weber	Lateraliza para a melhor orelha	Perda neurossensorial na pior orelha
	Lateraliza para a pior orelha	Perda condutiva na pior orelha
Rinne	Tom mais alto na condução óssea	Perda condutiva
	Tom mais alto na condução aérea	Perda neurossensorial ou audição normal
Bing	Tom mais alto com o trago fechado *versus* trago aberto	Perda neurossensorial ou audição normal
	Tom idêntico com o trago fechado e aberto	Perda condutiva

- ## Que São as Emissões Otoacústicas e Como Elas São Interpretadas?

As **emissões otoacústicas (EOAs)**, comumente denominadas "ecos" da cóclea, refletem os processos ativos das células ciliadas externas cocleares. Embora alguns indivíduos apresentem EOAs espontâneas, a maioria dos indivíduos não as apresenta. As EOA evocadas, mais especificamente as **EOAs transientes (EOATs)** e as **EOAs por produtos de distorção (EOAPDs)**, são mais comumente utilizadas na prática clínica para acessar objetivamente a função das células ciliadas externas. A EOA fornece informações diretas relacionadas com o estado da orelha interna (ausentes em PANS moderadas a profundas), e indiretas em relação ao estado da orelha média (ausentes nas PACs), sendo especialmente úteis na triagem auditiva neonatal, na distinção entre patologias sensoriais e neurais, no monitoramento de ototoxicidade, em casos de suspeição de doenças malignas e em pacientes, cujos testes comportamentais são de difícil execução. A presença de EOA não significa que a audição é normal, uma vez que as EOAs somente começam a ser reduzidas em perdas auditivas em torno de 30 a 40 dB NA (Glattke e Robinette, 2007); por conseguinte, as EOAs não podem ser utilizadas para estimar os limiares audiométricos. As EOAs são medidas com uma sonda posicionada no conduto auditivo externo, consistindo em duas ou três partes: um ou dois alto-falantes para apresentação do estímulo e um microfone para gravação das EOAs no conduto auditivo. A medida das EOAs ocorre através do uso de média síncrona com referencial de tempo ("time-locked averaging"); portanto, um ambiente de teste silencioso e um paciente tranquilo são fatores importantes.

As **EOATs** são evocadas com estímulos em clique ou "toneburst", e a resposta obtida representa, portanto, a mobilidade das células ciliadas externas na região de frequências em torno de 2.000 Hz para estímulo com cliques e na frequência do "toneburst", para estímulos com "toneburst". As EOATs são tipicamente analisadas com base na amplitude, reprodutibilidade da resposta e relação sinal-ruído (RSR), que são comparados a dados normatizados. Aproximadamente 1.000 estímulos são apresentados em um nível de 80 dB "peak equivalent (pe)" NPS, e a amplitude da resposta medida é geralmente de 60 a 70 dB abaixo do nível da apresentação (Glattke e Robinette, 2007). A **Fig. 2.15** fornece um exemplo de EOAT (estímulo: 80 dB peNPS clique), obtida da orelha esquerda de um paciente com audição normal. Este paciente apresenta EOAT presente, de acordo com a amplitude da resposta de 18,9 dB; reprodutibilidade da resposta de 95, 97, 99, 99 e 96% em 1.000, 2.000, 3.000, 4.000 e 5.000 Hz, respectivamente; e RSR de 13, 16, 22, 22 e 15 dB em 1.000, 2.000, 3.000, 4.000 e 5.000 Hz, respectivamente (como indicado na caixa "Response" 18,9 dB na **Fig. 2.15**).

As **EOAPDs** são evocadas pela apresentação simultânea de dois tons puros (F1 e F2), separados em frequência por uma razão em torno de 1,2 e em que F1 é apresentado a 65 dB NPS, e F2 é apresentado a 55 dB NPS. A amplitude do produto de distorção cúbico (2F1-F2) é, então, medida no conduto auditivo externo, sendo considerada como a EOAPD. Como resultado, a função das células ciliadas externas em diferentes regiões de frequência pode ser determinada pela variação da frequência de F1 e F2. A amplitude da EOAPD obtida é registrada de forma similar à do audiograma como um "DP-grama (Distortion Product grama)", como pode ser observado na **Fig. 2.16**, em que a frequência é registrada no eixo dos x, e a amplitude (em dB NPS) no eixo dos y. A curva contínua com os símbolos "x" no DP-grama corresponde à amplitude (dB NPS) das EOAP registradas em cada frequência F2 e a curva inferior com os símbolos de triângulos são os níveis de ruído de fundo (NF, "noise floor") no conduto auditivo. As duas linhas contínuas abaixo da curva dos símbolos "x" indicam os valores normatizados para os níveis de PD, e as duas linhas sólidas acima da curva dos triângulos representam os valores normatizados para os níveis de NF. As curvas dos símbolos de quadrados e diamantes localizadas no topo do DP-Grama são os níveis de estímulo medidos de F1 (65 dB NPS) e F2 (55 dB NPS) no conduto auditivo, respectivamente, sendo utilizadas para monitorar a adequação da sonda durante o teste. De forma similar as EOATs, as EOAPDs são avaliadas com base na amplitude, reprodutibilidade e RSR, que são comparados a valores de dados normatizados.

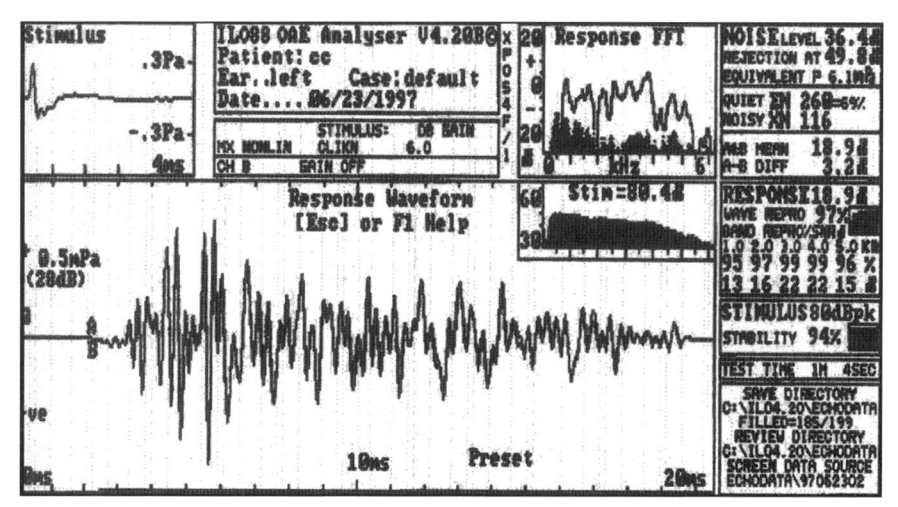

Fig. 2.15 Respostas de emissões otoacústicas transientes (EOATs) da orelha esquerda de um paciente com limiares audiométricos normais. (De Glattke, T. J., & Robinette M. S. (2007). Otoacoustic emissions. In R. J. Roeser, M. Valente, & H. Hosford-Dunn (Eds.). *Audiology: Diagnosis*. 2nd ed. (pp. 478-496). New York: Thieme Medical Publishers, Inc.)

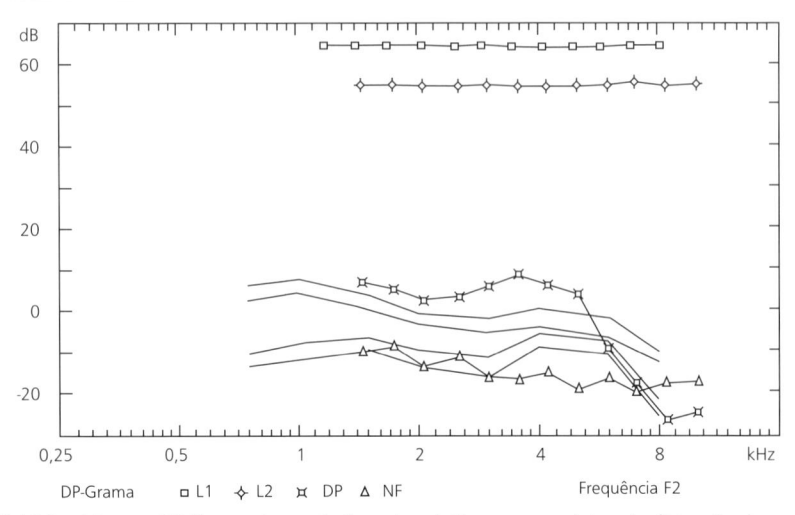

Fig. 2.16 Registro em DP-Grama das emissões otoacústicas por produtos de distorção da orelha esquerda de um paciente com limiares audiométricos normais. As EOAPDs foram medidas utilizando um protocolo de monitoramento ototóxico, portanto as emissões foram medidas de 1.500 a 10.000 Hz.

▪ Que É Eletrococleografia?

Os potenciais evocados auditivos (PEAs) medem a quantidade de atividade elétrica desde o periférico até o sistema nervoso auditivo central em resposta a um estímulo acústico. As medidas dos PEAs resultam na formação de ondas, sendo o tempo (ms) registrado no eixo dos x e a amplitude (microvolts, μV) no eixo dos y. Os parâmetros de resposta utilizados na interpretação dos PEAs podem incluir latência da resposta, morfologia das ondas e amplitude, que são comparados a valores normatizados. Os testes de PEAs requerem um paciente em estado relaxado e utilizam média síncrona com referencial de tempo e filtros, para melhorar a RSR e minimizar artefatos do teste produzidos por fontes sonoras externas (ambiente) e internas (paciente).

A **eletrococleografia** (**ECOG** ou **ECochG**) é um PEA que mede a atividade elétrica gerada na cóclea e no nervo vestibulococlear (VIII NC). Os componentes deste PEA são o potencial de microfonismo coclear (MC), o potencial de somação (SP, "summation potential") e o potencial de ação composto (AP, "action potential") do nervo auditivo. Os sítios geradores dos componentes da ECOG são os seguintes: MC – células ciliadas externas; SP – células ciliadas externas e internas e Órgão de Corti; AP – fibras eferentes do oitavo nervo craniano distal e gânglio espiral (Ferraro, 2007). Na ECOG, estímulos em clique com polaridade alternada a ≥ 85 dBnNA (dB normalizados nível de audição) são apresentados à orelha em teste (OT), e a resposta é gravada com a montagem de eletrodos a seguir: um eletrodo ativo no conduto auditivo ipsolateral (ou posicionado na membrana timpânica ou promontório), um eletrodo-referência no vértice (ou lóbulo/mastoide contralateral) e um eletrodo terra na fronte. Esta resposta ocorre nos primeiros 5 milissegundos após o início do estímulo acústico, e as partes componentes são gravadas em um eletrococleograma. Os resultados da ECOG são interpretados pelo cálculo da relação entre o potencial de somação e o potencial de ação (SP/AP), em que uma relação SP/AP normal é considerada inferior a 0,5 µV. A **Fig. 2.17** mostra um eletrococleograma normal.

A ECOG é mais comumente utilizada no diagnóstico diferencial da doença de Ménière. Adicionalmente, a ECOG pode ser utilizada para acentuar a Onda I do PEATE (AP do eletrococleograma), monitoramento intraoperatório com objetivo de preservação da audição e no dianóstico da neuropatia auditiva. Em pacientes com doença de Ménière, o SP está alargado, e a relação SP/AP é maior ou igual a 0,5 µV, como ilustrado na **Fig. 2.18**. É importante ter em mente que outras doenças que possam influenciar a mecânica da membrana basilar, como a fístula perilinfática e a deiscência do canal semicircular superior, também resultarão em um SP alargado e, portanto, uma relação SO/AP anormal.

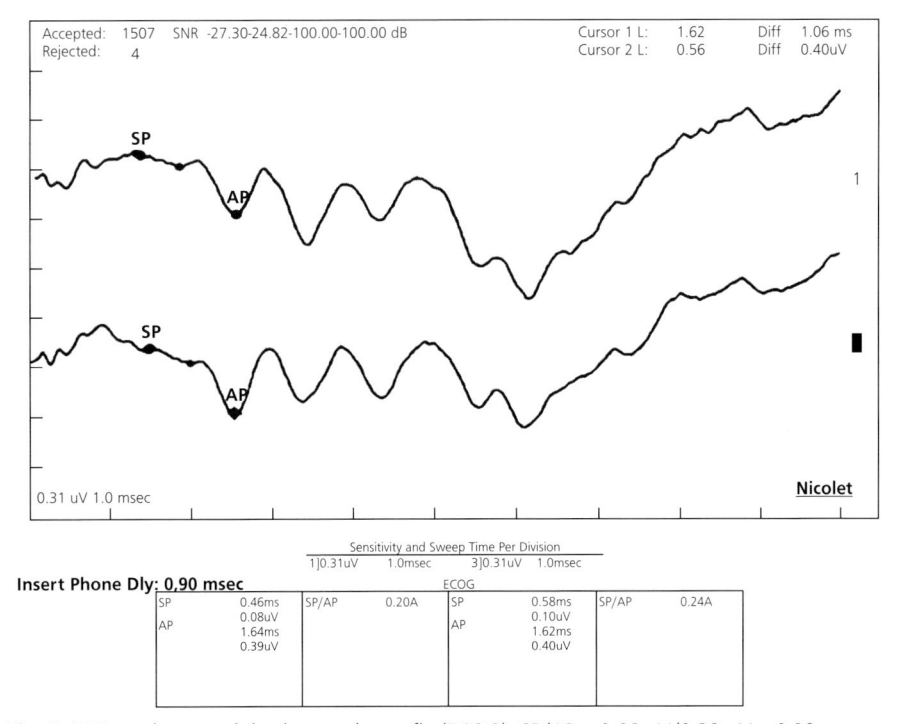

Fig. 2.17 Traçado normal de eletrococleografia (ECOG): SP/AP = 0,08 µV/0,39 µV = 0,20.

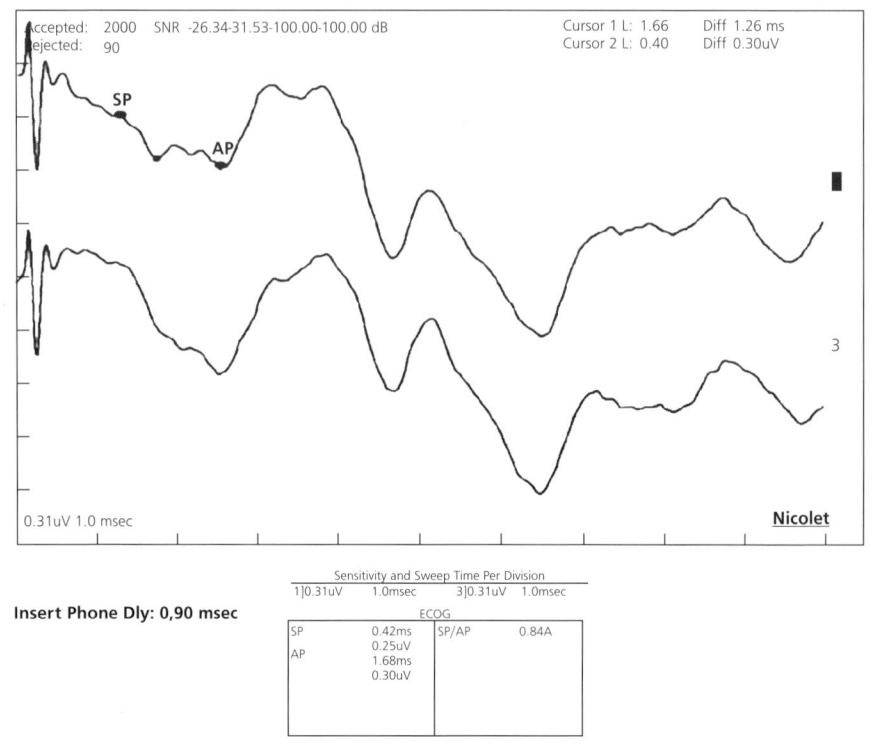

Fig. 2.18 Traçado anormal de eletrococleografia (ECOG): SP/AP = 0,25 µV/0,30 µV = 0,84.

- ## Que São os Potenciais Evocados Auditivos de Tronco Encefálico?

O **PEATE** é uma medida da atividade neural sincrônica do nervo auditivo e do tronco encefálico auditivo em resposta a um estímulo acústico. O PEATE utiliza estímulos em clique e/ou "tonebursts" introduzidos na orelha por um fone de inserção, "headphone" ou vibrador de CO. Eletrodos posicionados no vértice e em cada um dos lóbulos auriculares (ou mastoides) são utilizados para a gravação do PEATE. O complexo de ondas do PEATE é composto por cinco a sete picos vértice-positivos, os quais são gerados nos primeiros 10 milissegundos que se seguem à apresentação do estímulo, sendo as ondas numeradas por numerais romanos. As ondas do PEATE envolvem vários sítios geradores ao longo do sistema nervoso auditivo: Onda I – potencial de ação composto das porções distais do nervo auditivo. Onda II – atividade sincrônica do nervo auditivo proximal, e Ondas III a V – múltiplos sítios geradores no tronco encefálico auditivo (Hood, 1998). As Ondas I, III e V são os componentes mais proeminentes do PEATE e a amplitude e latências destas ondas são utilizadas na interpretação do PEATE. Os parâmetros do PEATE, a seguir são comumente utilizados na interpretação: amplitude e razão da amplitude, latências absolutas das Ondas I, III e V, latências de interpicos das Ondas I a II, III a V e I a V, função latência-intensidade, deslocamento da latência da Onda V com aumento da taxa de estímulo, e a diferença interaural de latências da Onda V. Adicionalmente, a morfologia e a reprodutibilidade das ondas são fatores importantes na interpretação do PEATE. A **Tabela 2.8** fornece informações normatizadas de uma variedade

TESTES AUDIOMÉTRICOS

Tabela 2.8 Valores Normatizados de Vários Parâmetros de Interpretação dos Potenciais Evocados Auditivos de Tronco Encefálico

Parâmetro PEATE	Valor Normal
Amplitude	0,1 a 0,5 μV
Latência absoluta em 75 dBnNA Onda I Onda III Onda V	 1,6 milissegundo ± 0,2 milissegundo 3,7 milissegundos ± 0,2 milissegundo 5,6 milissegundos ± 0,2 milissegundo
Latências de Interpicos Onda I-III Onda III-V Onda I-V	 2,0 milissegundos ± 0,4 milissegundo 1,8 milissegundo ± 0,4 milissegundo 3,8 milissegundos ± 0,4 milissegundo
Função latência-intensidade (50-70 dBnNA) Onda V	0,3 milissegundo por 10 dB
Aumento da taxa de estímulos (21,1/s-67,1/s) Deslocamento da latência da Onda V	< 0,5 milissegundo
Razão da amplitude Onda V/I	> 1,0 μV
Diferença interaural de latências Onda V	< 0,4 milissegundo

Fonte: De Hood, L. J. (1998). *Clinical applications of the auditory brainstem response.* San Diego: Singular Publishing Group, Inc.

de parâmetros do PEATE utilizados na interpretação, e a **Fig. 2.19** ilustra exemplos de traçados normal e anormal de PEATE.

O PEATE é clinicamente útil para estimar a sensibilidade auditiva em pacientes, cuja avaliação comportamental é difícil, como uma ferramenta neurodiagnóstica para tentar-se avaliar o estado retrococlear (ou seja, diagnóstico diferencial do schwannoma vestibular), para monitoramento intraoperatório e em triagem auditiva neonatal. Quando o PEATE é utilizado para estimativa da sensibilidade auditiva, a intensidade do estímulo é gradualmente reduzida até o nível mais baixo em que a presença da Onda V possa ser determinada. Este nível é definido como o limiar do PEATE, podendo predizer a sensibilidade auditiva com margem de erro de 5 a 20 dB (Arnold, 2007). A avaliação dos limiares do PEATE deve utilizar tanto o clique, quanto o "toneburst" para obtenção da maior quantidade de informações possível, uma vez que o estímulo com o clique somente estima a sensibilidade auditiva em uma faixa larga de frequências em torno de 2.000 Hz.

Quando se realiza um neurodiagnóstico com o PEATE, estímulo com clique em níveis supraliminares (≥ 75 dBnNA) é introduzido na orelha testada, e a diferença interaural de latências da Onda V (frequentemente denominadas IT5) e das latências do interpico das Ondas I-V é analisada e comparada aos dados normatizados. Adicionalmente, os estímulos podem ser apresentados em taxa de apresentação lenta (ou seja, 21,1 estímulos por segundo) e rápida (ou seja, 67,1 estímulos por segundo), e a quantidade do deslocamento da latência da Onda V é analisada e comparada a dados normatizados. Os critérios para indicação de PEATE incluem perda auditiva neurossensorial unilateral e/ou assimétrica, zumbido unilateral, tonteira de origem central, IRFs piores

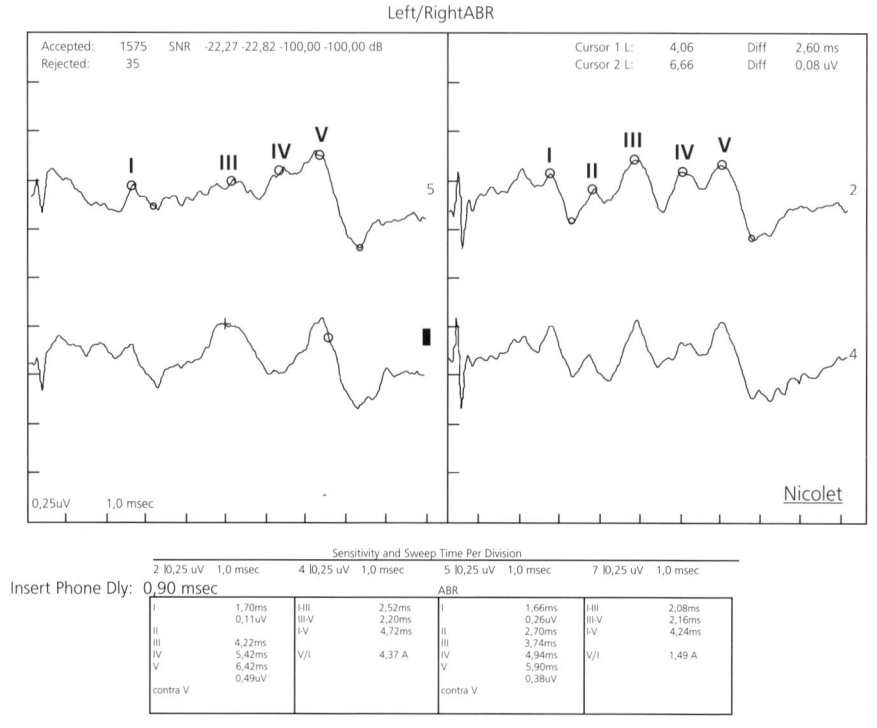

Fig. 2.19 Resultados de PEATE de um paciente com queixas de zumbido constante na orelha esquerda. Os resultados do PEATE sugerem disfunção retrococlear na orelha esquerda e normalidade na orelha direita.

do que o esperado, e *decay* do reflexo acústico significativo e/ou REs elevados ou ausentes. Ao solicitar um PEATE, é importante se ter em mente que o grau e a inclinação da perda auditiva podem afetar a capacidade de se obterem resultados inequívocos. De modo geral, os resultados do PEATE em pacientes com limiares tonais acima de 80 dB NA em 2.000 Hz e acima podem apresentar-se inconclusivos. O PEATE padrão é mais sensível para o diagnóstico de tumores médios a grandes (maiores do que 1,5 cm). Outra aplicação otoneurológica do PEATE inclui o seu uso como um indicador pré-operatório de preservação da audição após cirurgia do schwannoma vestibular. Por exemplo, a probabilidade de preservação da audição após cirurgia de schwannoma vestibular em um paciente com schwannoma vestibular com ondas morfologicamente pobres e/ou ausência de ondas no PEATE pré-operatório é pequena.

Existem padrões comuns de PEATE, dependendo da doença. Perdas auditivas condutivas resultam no prolongamento de todas as ondas, de forma que as latências absolutas das ondas se encontram retardadas, enquanto as latências de interpicos estão dentro dos limites normais. Perdas auditivas cocleares podem resultar na ausência ou atraso da Onda I; portanto, a latência de interpico I-V pode estar reduzida, e uma função latência-intensidade íngreme pode ocorrer. Doenças retrococleares podem resultar em latências absolutas prolongadas, latências de interpicos prolongadas, diferença interaural na latência absoluta da Onda V e morfologia pobre.

TESTES AUDIOMÉTRICOS

■ Que É o Teste de Potenciais Evocados Auditivos de Tronco Encefálico "Stacked"?

Um novo método de mensuração do PEATE em uma tentativa de detectar tumores de menores dimensões (menos de 1 cm) é o **PEATE "Stacked"**. O PEATE Stacked consome muito mais tempo do que o PEATE padrão e requer um paciente muito mais controlado, uma vez que o PEATE Stacked necessita da obtenção de uma grande quantidade de dados, sendo muito mais degradado por artefatos musculares do que o PEATE padrão. Adicionalmente, o PEATE Stacked utiliza a mesma montagem de eletrodos do PEATE padrão, embora seja necessária uma maior precisão da distância entre os eletrodos. O PEATE Stacked utiliza (a) um clique de banda larga (60-65 dBnNA) para estimular uma região de larga frequência da cóclea e nervo auditivo, de forma idêntica à do PEATE padrão, e (b) cliques na presença de ruído rosa ("Pink noise") com filtro passa-alto com frequências de "cut-off" variáveis (8.000, 4.000, 2.000, 1.000 e 500 Hz), para separar as respostas das regiões de frequências mais discretas da cóclea e nervo auditivo (Don, Kwong, Tanaka, Brackmann e Nelson, 2005). As respostas aos cliques na presença de ruído de mascaramento são somadas (ou "empilhadas", em inglês "stacked"), para estimativa da atividade neural total, e a amplitude do PEATE Stacked resultante é comparada a valores normatizados e/ou com a amplitude do PEATE Stacked do lado oposto. Em pacientes com doenças retrococleares, a amplitude do PEATE Stacked será reduzida, da mesma forma que a diferença interaural da amplitude da Onda V. A **Fig. 2.20** ilustra os

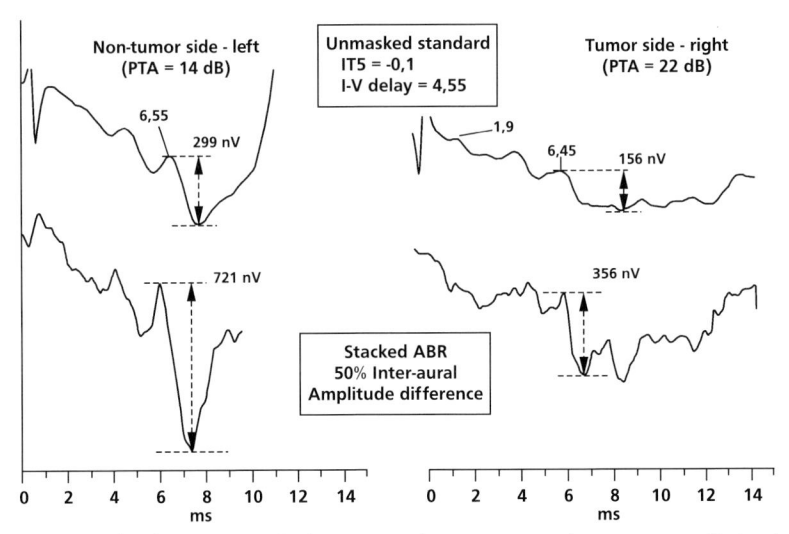

Fig. 2.20 Resultados de PEATE *Stacked* em um paciente com um schwannoma vestibular de 1 cm à direita. Este paciente apresenta uma diferença interaural de latências da Onda V (IT5) normal e latências de interpico I-V normal na orelha esquerda no PEATE padrão. A amplitude do PEATE *Stacked* no lado do tumor encontra-se reduzida em 50%, quando comparada ao lado sem tumor. (De Don, M., & Kwong, B. (2007). Auditory brainstem response: Differencial diagnosis. In J. Katz (Ed.). *Handbook of clinical audiology.* 5th ed. (pp. 274-297). Baltimore, MD: Lippincott, Williams, & Wilkins.)

resultados do PEATE Stacked em um paciente com um schwannoma vestibular de 1 cm à direita. Deve-se notar que, uma vez que esta seja uma medida dependente da amplitude, qualquer grau de perda auditiva é capaz de reduzir a amplitude da resposta, o que irá, portanto, gerar resultados inconclusivos.

▪ Que É o Procedimento de Mascaramento para Análise de Hidropsia Coclear?

O teste **CHAMP**, iniciais para **cochlear hydrops analysis masking procedure** (procedimento de mascaramento para análise de hidropsia coclear), é utilizado no diagnóstico diferencial da doença de Ménière. Uma vez que é sabido que esta doença afeta a mecânica da membrana basilar e a forma com que a cóclea processa a informação auditiva, acredita-se que ruídos de mascaramento de baixa frequência sejam menos efetivos para mascaramento de regiões de frequências mais altas da cóclea (Don, Kwong e Tanaka, 2005). O teste CHAMPS utiliza a mesma montagem de eletrodos do PEATE padrão, sendo os estímulos em cliques apresentados à orelha na presença de ruído rosa com passa-alto com frequências variáveis de *cut-off*, de forma idêntica à do protocolo do PEATE Stacked. Nos pacientes com doença de Ménière, não se verifica aumento da latência da Onda V com a introdução contínua de grandes quantidades de energia de baixa frequência no ruído de mascaramento, enquanto nos pacientes sem doença de Ménière a Onda V tem sua latência aumentada à medida que maior conteúdo de baixa frequência é incluído no ruído de mascaramento. A **Fig. 2.21** ilustra uma resposta CHAMP em um paciente com doença de Ménière à direita. A resposta da orelha esquerda encontra-se dentro dos limites normais, uma vez que a latência da Onda V aumentou significativamente com o alargamento do espectro do ruído de mascaramento; entretanto, a resposta da orelha direita foi anormal, pois a latência da Onda V não se deslocou significativamente.

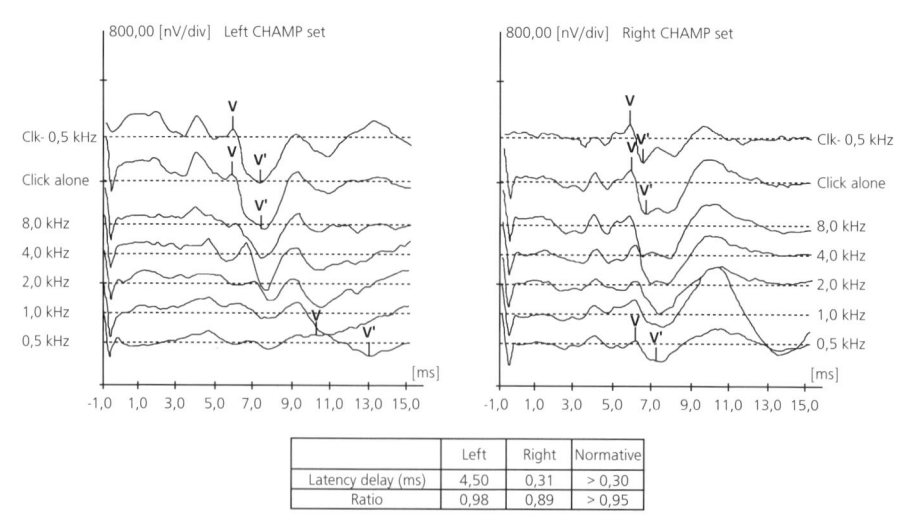

	Left	Right	Normative
Latency delay (ms)	4,50	0,31	> 0,30
Ratio	0,98	0,89	> 0,95

Fig. 2.21 Traçado CHAMP. Um resultado normal foi encontrado na orelha esquerda, como se pode notar pelo deslocamento da latência da Onda V; entretanto, os resultados da orelha direita foram anormais, já que a latência da Onda V não se deslocou significativamente.

Referências

American National Standards Institute. (Revised 2003). *American National Standard maximum permissible ambient noise levels for audiometric test rooms* (S3.1-1999). New York: Acoustical Society of America.

American National Standards Institute. (Revised 2004). *American National Standard specification for audiometers* (S3.6-2004). New York: Acoustical Society of America.

Arnold, S. A. (2007). The auditory brainstem response. In R. J. Roeser, M. Valente, & H. Hosford-Dunn (Eds.). *Audiology: Diagnosis.* 2nd ed. (pp. 426-442). New York: Thieme Medical Publishers, Inc.

Don, M., Kwong, B., & Tanaka, C. (2005, July). A diagnostic test for Ménière's disease and cochlear hydrops: Impaired high-pass noise masking of auditory brainstem responses. *Otology & Neurotology, 26*(4), 711-722.

Don, M., Kwong, B., Tanaka, C., Brackmann D. E., & Nelson R. A. (2005, September/October). The stacked ABR: A sensitive and specific screening tool for detecting small acoustic tumors. *Audiology & Neuro-Otology, 10*(5), 274-290.

Ferraro, J. A. (2007). Electrocochleography. In R. J. Roeser, M. Valente, & H. Hosford-Dunn (Eds.) *Audiology: Diagnosis.* 2nd ed. (pp. 400-425). New York: Thieme Medical Publishers, Inc.

Gattke, T. J., & Robinette, M. S. (2007). Otoacoustic emissions. In R. J. Roeser, M. Valente, & H. Hosford-Dunn (Eds.) *Audiology: Diagnosis.* 2nd ed. (pp. 478-496). New York: Thieme Medical Publishers, Inc.

Hood, L. J. (1998). *Clinical applications of the auditory brainstem response.* San Diego, CA: Singular Publishing Group, Inc.

Roeser, R. J., & Clark, J. L.(2007). Clinical masking. In R. J. Roeser, M. Valente, & Hosford-Dunn (Eds.) *Audiology: Diagnosis.* 2nd ed. (pp. 261-287). New York: Thieme Medical Publishers, Inc.

CAPÍTULO 3
Avaliação Vestibular

- **Que É o Teste de Posturografia Dinâmica Computadorizada?**

Equilíbrio e mobilidade são tarefas complexas que envolvem a coordenação de numerosos sistemas trabalhando em conjunto harmonicamente. A **posturografia dinâmica computadorizada (PDC)** avalia a capacidade do paciente em utilizar estes sistemas, em conjunto e de forma independente. Durante o teste, a função do equilíbrio na posição ereta é avaliada, e as limitações funcionais do paciente são determinadas. Isso é realizado por uma variedade de tarefas que tentam simular condições encontradas durante o dia a dia. De forma distinta da vídeo-oculografia (VOG) e dos testes rotacionais em cadeira, que analisam primariamente o reflexo vestíbulo-ocular (RVO), a PDC é única, pois tenta avaliar a função do reflexo vestibuloespinhal (RVE) adicionalmente às pistas visuais e somatossensoriais. Além disso, a *performance* na PDC é influenciada por aferências dos canais semicirculares verticais e órgãos otolíticos (Furman, 1995).

Para realizar o teste, o paciente é posicionado de pé sobre uma plataforma móvel circundada por paredes em três dos lados de forma a bloquear o campo visual do paciente. A plataforma consiste em duas platinas suportadas por cinco sensores de força que detectam os esforços dos pés do paciente ao longo dos eixos horizontal e vertical (EquiTest, NeuroCom International Inc., Clackamas, Oregon; consultar NeuroCom International, 2000). Os resultados do teste podem ser utilizados para quantificar e diferenciar alterações nos sistemas sensorial, motor e central, bem como auxiliar na reabilitação do paciente (Nashner, 2008). Ela pode gerar informações sobre o estado corrente da compensação central em pacientes com lesões periféricas unilaterais ou perdas bilaterais. Além disso, o teste pode ajudar a identificar pacientes suspeitos de terem exagerados sintomas.

- **Que É o Teste de Organização Sensorial?**

Durante o **teste de organização sensorial (TOS)**, o paciente tenta manter o equilíbrio em seis condições diferentes que incorporam várias combinações de superfície de suporte e ambiente visual móvel. São necessários para a *performance* ideal no teste a utilização efetiva das informações visuais, vestibulares e somatossensoriais, bem como integração sensorial apropriada e sistema musculoesquelético íntegro (Nashner, 2008).

Existem seis condições no TOS, com um máximo de três tentativas para cada uma delas (**Fig. 3.1**): **Condição 1** – a plataforma e o ambiente visual são estáveis. O paciente tem acesso a todas as três informações sensoriais para manter o equilíbrio. **Condição 2** – a plataforma é estável, e os olhos do paciente estão fechados. O paciente deve apoiar-se nas informações vestibulares e somatossensoriais. **Condição 3** – a plataforma é estável, mas o estímulo visual que envolve o paciente se move juntamente com o paciente, gerando uma informação visual distorcida. Isso avalia como o paciente é capaz de ignorar a falsa informação do sistema visual e utilizar os outros dois sistemas. **Condição 4** – o ambiente visual é agora estável, mas a plataforma se move. Nesta condição, o paciente se apoia primariamente nas informações visuais e vestibulares. **Condição 5** – a plataforma se move, e os olhos do paciente estão fechados. O paciente deve apoiar-se primaria-

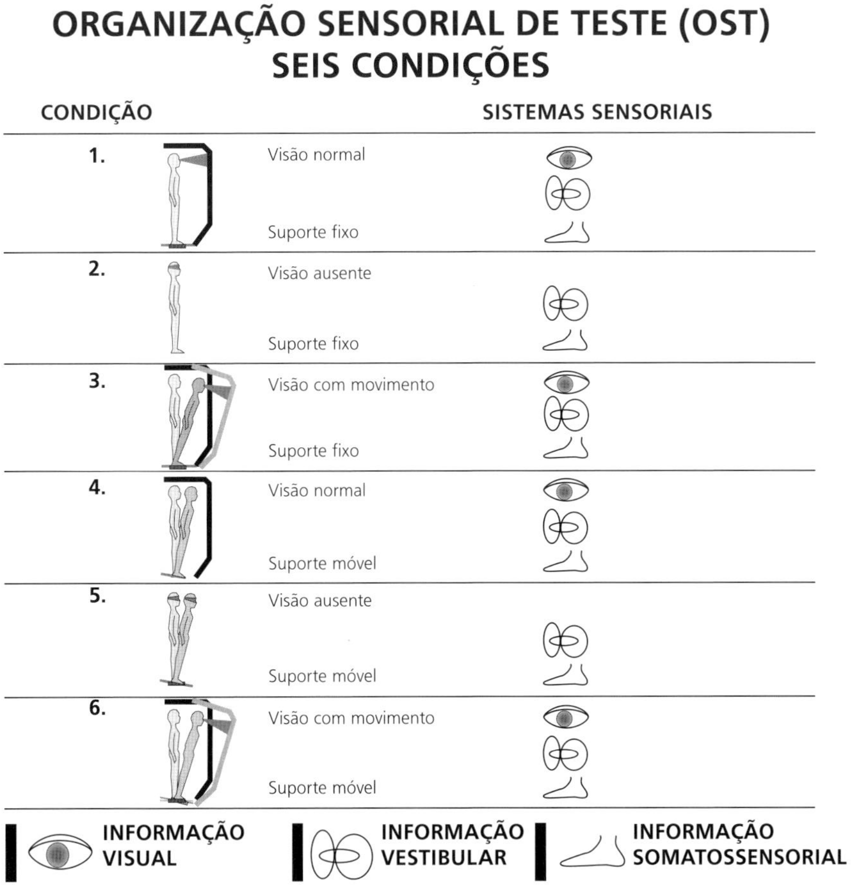

ORGANIZAÇÃO SENSORIAL DE TESTE (OST)
SEIS CONDIÇÕES

CONDIÇÃO		SISTEMAS SENSORIAIS
1.	Visão normal / Suporte fixo	
2.	Visão ausente / Suporte fixo	
3.	Visão com movimento / Suporte fixo	
4.	Visão normal / Suporte móvel	
5.	Visão ausente / Suporte móvel	
6.	Visão com movimento / Suporte móvel	

| INFORMAÇÃO VISUAL | INFORMAÇÃO VESTIBULAR | INFORMAÇÃO SOMATOSSENSORIAL |

INFORMAÇÃO COM MOVIMENTO: Nas condições de teste indicando informação com movimento, tanto a superfície de suporte, quanto o ambiente visual, ou ambos, irão mover-se em resposta ao deslocamento medido do paciente. Não se trata de um movimento perturbador ou randômico. O movimento segue os deslocamentos do paciente, fornecendo informação de *feedback* inexata ao paciente.

Fig. 3.1 Teste de Organização Sensorial – seis condições. O paciente é posicionado em pé sobre uma plataforma móvel com ambiente visual em três dos lados, para bloquear o campo visual. Cada tentativa se torna progressivamente mais difícil. A plataforma permanece fixa nas primeiras três tentativas, passando para móvel nas três últimas. O ambiente visual é móvel nas tentativas 3 e 6. Nas tentativas 2 e 5 a visão é bloqueada. (Reproduzida com permissão de NeuroCom International, Inc. (2001). Equitest system operators manual. (Version 7.04). Clackamas, OR: NeuroCom International, Inc.

mente nas informações vestibulares, pois as somatossensoriais e visuais encontram-se distorcidas. **Condição 6** – a plataforma e o ambiente visual se movem. O paciente deve apoiar-se nas informações vestibulares e ignorar as informações visuais e somatossensoriais falsas.

Após cada tentativa no TOS, um escore do equilíbrio (EE) é calculado (**Fig. 3.2**). O EE representa a quantidade máxima de desvio anteroposterior (AP) que ocorreu durante cada tentativa (NeuroCom International, 2000). O escore mais alto possível é 100 (que seria indicativo da ausência de desvios), e o escore mais baixo possível é 0 (queda ou trope-

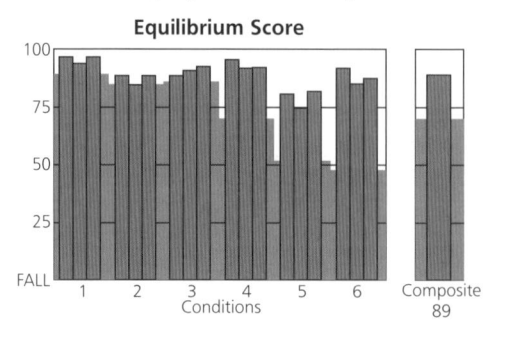

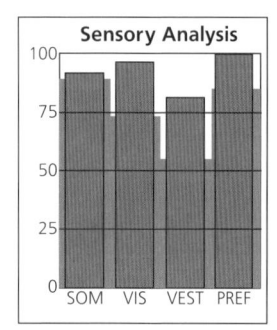

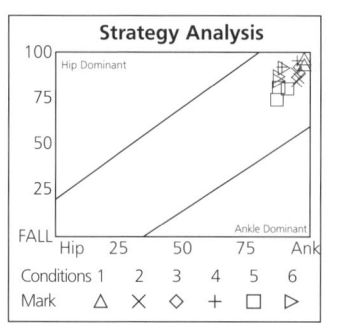

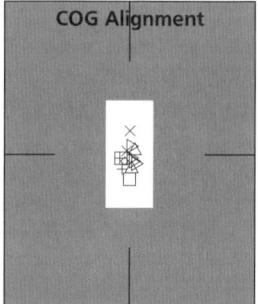

Fig. 3.2 Relato detalhado de um teste de organização sensorial (TOS) em um indivíduo normal. O escore do equilíbrio, ilustrado no gráfico do topo, demonstra a *performance* do paciente em cada tentativa do TOS, sendo dividido pelas seis condições do TOS. O escore composto reflete a estabilidade do paciente durante o TOS como um todo. O gráfico de análise sensorial reflete a *performance* do paciente ao utilizar diferentes informações sensoriais para manter o equilíbrio: somatossensorial (SOM), visual (VIS) e vestibular (VEST), bem como a capacidade de o paciente ignorar as informações visuais conflitantes (PREF). A análise de estratégias indica a utilização de estratégias do quadril e tornozelo para manter o equilíbrio. Escores próximos a 100 indicam utilização primária de estratégias de tornozelo, enquanto escores próximos a 0 indicam utilização primária de estratégias do quadril. O alinhamento COG reflete o centro de gravidade do paciente no início de cada tentativa do TOS.

ço). Quanto maior a quantidade de desvio AP durante a tentativa, mais próximo de 0 será o escore. Caso o examinador marque a tentativa como uma queda, a palavra QUEDA aparece no gráfico, e o escore da tentativa é 0 (NeuroCom International, 2000).

A fórmula utilizada para calcular o EE é a seguinte:

$$Equilíbrio = \frac{12,5° - (\phi\ máx - \phi\ min)}{12,5°} * 100$$

em que 12,5 graus é o limite normal de estabilidade de deslocamento, e θ representa o ângulo de deslocamento do Centro de Gravidade AP (COG) (NeuroCom International, 2000). O escore de cada tentativa é registrado em um gráfico e comparado a dados normatizados adequados para a idade no sistema. Escores que ultrapassam a área sombreada

AVALIAÇÃO VESTIBULAR

do gráfico são considerados como dentro dos limites normais e aparecem como uma barra verde no gráfico. Os escores que se situam dentro da área sombreada são considerados como fora dos limites normais e aparecem como uma barra vermelha. Um escore de equilíbrio composto também é calculado. "O escore de equilíbrio composto é calculado por (a) média independente dos escores das condições 1 e 2; (b) soma destes dois escores ao escore de equilíbrio de cada tentativa nas condições 3, 4, 5 e 6; e (c) divisão desta soma pelo número total de tentativas" (NeuroCom International, 2000, p. TOS-7).

Alterações sensoriais específicas do equilíbrio foram associadas a vários padrões de *performance* no TOS (**Fig. 3.3**). Um TOS 5 e 6 reduzido é considerado como um padrão de **disfunção vestibular** (Nashner, 2008). Estes pacientes podem apresentar disfunção

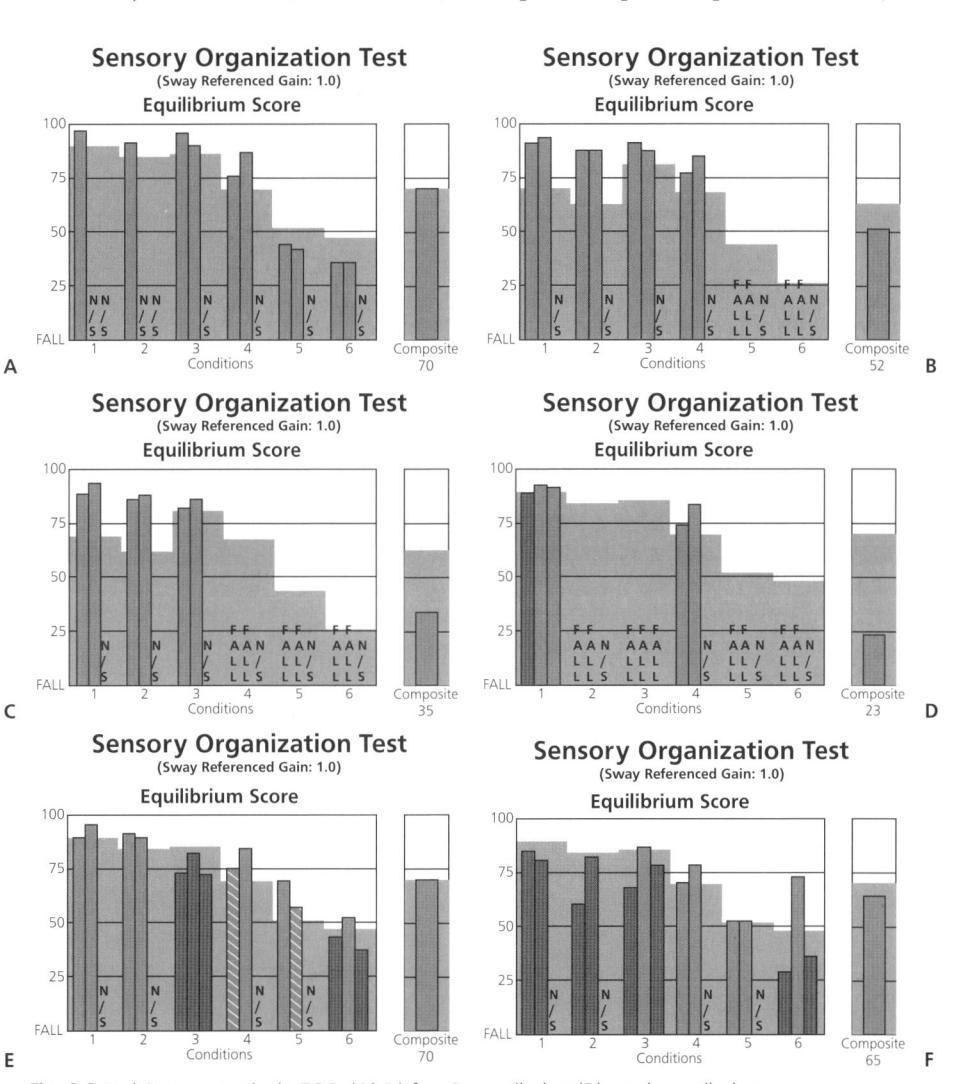

Fig. 3.3 Padrões anormais do TOS. (**A**) Disfunção vestibular; (**B**) perda vestibular; (**C**) dependência da superfície de suporte; (**D**) preferência pela visão; (**E**) preferência visual; (**F**) não fisiológico.

vestibular descompensada, uni ou bilateral. Pacientes com perda bilateral podem apresentar quedas precoces no TOS 5 e 6 (Goebel, White e Heidenreich, 2009), o que é indicativo de um padrão e **perda vestibular** (Fig. 3.4). TOS 4, 5 e 6 reduzidos são considerados como padrão de **dependência da superfície de suporte** (dependência somatossensorial), indicando impedimento da utilização de ambas as informações vestibular e visual para manutenção do equilíbrio. TOS 2, 3, 5 e 6 reduzidos são considerados como padrão de **dependência visual**. Estes pacientes podem apresentar dificuldades na utilização de ambas as informações somatossensoriais e vestibulares. TOS 3 e 6 reduzidos são considerados como padrão de **preferência pela visão** (Nashner, 2008). Estes pacientes podem apresentar alterações nos mecanismos de adaptação centrais para supressão de informações visuais conflitantes (Nashner, 2008). Um padrão **não fisiológico** é caracterizado como um padrão em que o paciente apresenta melhor *performance* nas condições mais difíceis ou apresenta uma grande variabilidade interteste (Nashner, 2008). Isto também pode apresentar-se como uma disfunção global em um paciente em que observações anteriores ao teste sugerem um alto nível de capacidade funcional.

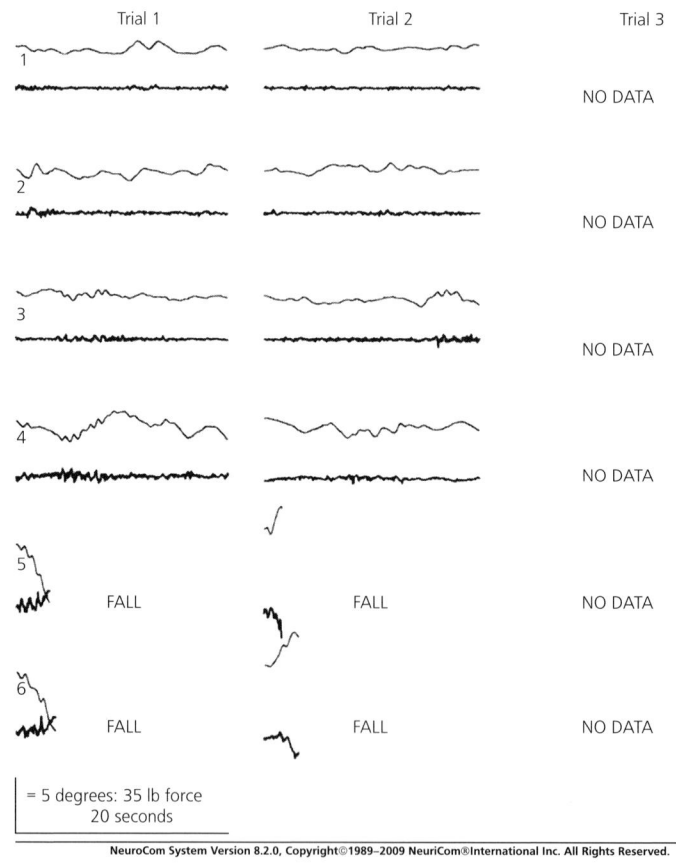

Fig. 3.4 Quedas precoces durante tentativas 5 e 6 do TOS de um paciente com perda vestibular bilateral.

AVALIAÇÃO VESTIBULAR

Sensory Organization Test
(Sway Referenced Gain: 1.0)
Equilibrium Score

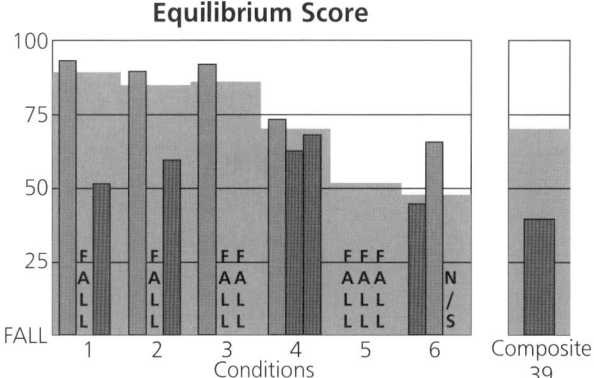

Fig. 3.5 Variabilidade intertentativas no teste de organização sensorial.

SwayRef Vision
Fixed Surface

Normal Vision
SwayRef Surface

Fig. 3.6 Deslocamento circular, como observado nos traçados dos dados iniciais do teste de organização sensorial de um paciente com disfunção não fisiológica do equilíbrio.

Os resultados do TOS podem fornecer indicações de uma *performance* não fisiológica. Isto pode ocorrer de várias maneiras: (1) uma melhora na capacidade postural nas condições mais difíceis; (2) considerável variabilidade intertentativas, como observado na **Fig. 3.5**; (3) escores reduzidos na condição 1 sem que o paciente aparentasse instabilidade postural ou de marcha imediatamente antes do exame; e/ou (4) padrões de deslocamento lateral e/ou circular excessivos, como observado na **Fig. 3.6** (Nashner, 2008).

■ Em Que Pode Ser Útil a Análise dos Escores do Centro de Gravidade e de Estratégias?

O alinhamento COG aparece como um registro de dispersão no detalhado relatório do TOS, refletindo o COG do paciente no início de cada tentativa do TOS (NeuroCom International, 2000) (**Fig. 3.2**). Os escores do COG são úteis na determinação do risco de queda do paciente. Para manter-se ereto, o corpo deve ser capaz de manter o seu centro de gravidade com uma base de suporte relativamente pequena. *Os limites de estabilidade de uma pessoa são definidos como a máxima distância que o corpo pode se inclinar em qualquer direção sem perda do equilíbrio.* Quando o corpo é posicionado além dos seus limites de estabilidade, deve-se dar um passo ou tropeçar para recuperar o equilíbrio e evitar uma queda (Nashner, 2008). Assim sendo, o centro de gravidade excessivamente excêntrico reduz a distância em que o corpo pode se deslocar naquela direção antes de exceder os limites de estabilidade, colocando, assim, o paciente em alto risco de quedas.

A análise de estratégias ajuda a determinar se o paciente utiliza apropriadamente estratégias de tornozelo e quadril ao realizar tarefas de equilíbrio (**Fig. 3.2**). Os escores da análise de estratégias variam de 100 a 0. Um escore de 100 indica utilização exclusiva de estratégias de tornozelo, e um escore de 0 indica utilização exclusiva de estratégias de quadril (NeuroCom International, 2000). Os escores da análise de estratégias situados entre estes dois extemos indicam a utilização de uma combinação das duas estratégias (NeuroCom International, 2000). A análise de estratégias é calculada pela seguinte fórmula:

$$Estratégia\ de\ movimentos = \frac{1 - (Sh_{máx} - Sh_{mín})}{25} * 100$$

Nesta fórmula, 25 lb é a "diferença medida entre a maior ($Sh_{máx}$) e a menor ($Sh_{mín}$) força de cisalhamento ("shear force") geradas por um grupo-teste de pacientes normais que utilizaram somente o deslocamento dos quadris para manter o equilíbrio em uma trave estreita (Nashner, dados não publicados)" (NeuroCom International, 2000). A estratégia de tornozelo é mais apropriada para pequenos ajustes do centro de gravidade, como aqueles que ocorrem quando a superfície de suporte é firme, e o movimento é lento. As estratégias de quadril são mais efetivas com movimentos rápidos ou quando o centro de gravidade se aproxima dos limites de estabilidade (Nashner, 2008).

■ Que É o Gráfico de Análise Sensorial?

O gráfico de análise sensorial baseia-se na média dos escores de equilíbrio de condições pareadas específicas do TOS. Ele é desenhado para auxiliar na interpretação de quão adequadamente os pacientes utilizam as informações somatossensoriais (SOM), visuais (VIS) e vestibulares (VEST), bem como na capacidade de ignorar informações visuais conflitantes (PREF) (**Fig. 3.2**).

■ Que É o Teste de Controle Motor?

O **teste de controle motor** avalia respostas motoras reflexas automáticas a translações súbitas e não esperadas, para frente e para trás, da superfície de suporte (NeuroCom International, 2000). A amplitude das translações é determinada pela altura do paciente. Três tentativas consecutivas de translações pequenas, médias e grandes são gravadas em perturbações anteroposteriores e posteroanteriores. Um escore é determinado para a latência, simetria de peso e escalonamento da amplitude (**Fig. 3.7**).

A latência se refere ao tempo decorrido até a ocorrência de uma resposta postural automática após o início da translação da plataforma. As latências são calculadas para cada perna e cada translação, sendo válidas para a identificação de anormalidades do sistema motor (Nashner, 1997). Latências prolongadas implicam em disfunção de qual-

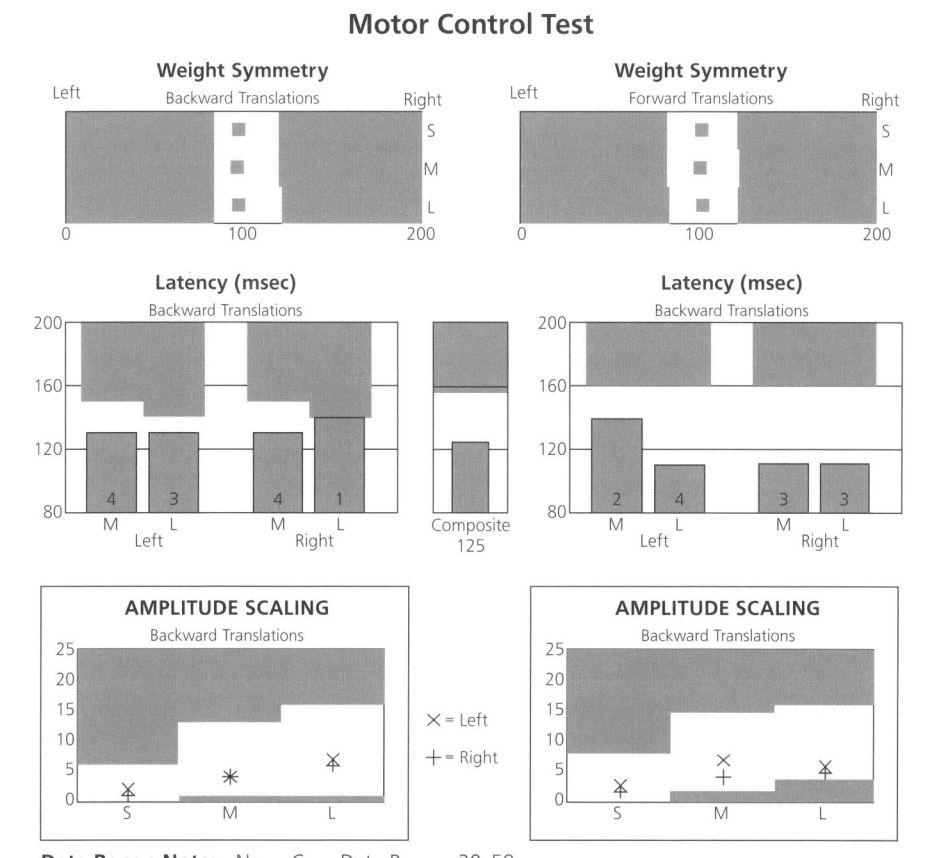

AVALIAÇÃO VESTIBULAR

Motor Control Test

Fig. 3.7 Resultados do teste de controle motor em um indivíduo normal. A simetria de peso indica a porcentagem de peso corporal colocada sobre cada perna durante translações pequenas, médias e grandes. A latência indica o lapso de tempo entre o início da translação da plataforma e a resposta postural automática. O escalonamento de amplitudes indica a força da resposta.

quer um ou de uma combinação dos componentes que compreendem o sistema motor automático de alça longa e são mais frequentemente associadas a lesões do sistema nervoso central e/ou periférico (Nashner, 1997; Nashner, 2008).

A simetria de peso consiste na porcentagem de peso corporal colocada em cada uma das pernas durante o teste de controle motor (Nashner, 2008). O escalonamento de amplitudes fornece a indicação da força da resposta postural (Nashner, 2008).

O exame dos dados brutos do teste de controle motor fornece mais informações quando se suspeita de uma resposta não fisiológica. Um componente voluntário é suspeitado quando os traçados da resposta variam dramaticamente de um teste para outro, ou quando respostas a pequenas translações são intensas e altamente variáveis (Nashner, 2008) (**Fig. 3.8**). Padrões não fisiológicos podem ocorrer em pacientes altamente ansiosos ou que exageram deliberadamente os deslocamentos (Nashner, 2008).

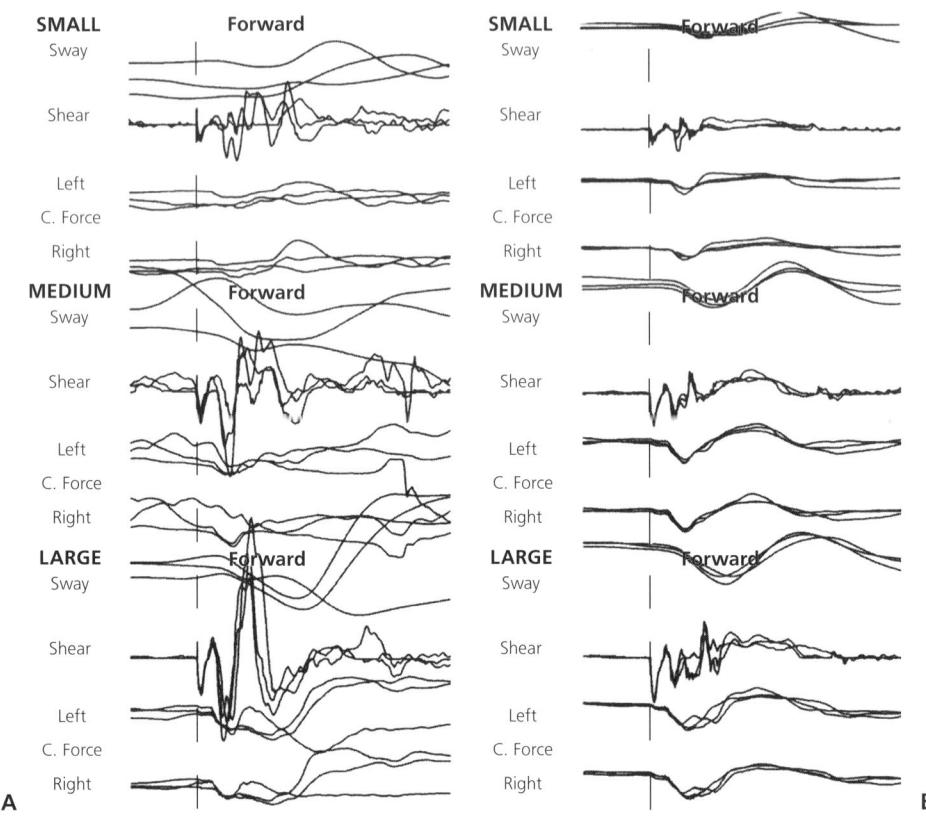

Fig. 3.8 Dados brutos do teste de controle motor. (**A**) Os traçados da resposta são inconsistentes e refletem um componente voluntário. (**B**) Os traçados de resposta obtidos em um paciente com função normal ou disfunção verdadeira.

▪ Que É o Teste de Adaptação?

Como descrito por Nashner (2008), "O teste de adaptação avalia a capacidade de manter o equilíbrio em superfícies irregulares através da supressão de reações automáticas a perturbações da superfície quando elas são desordenadas para a nossa estabilidade" (p. 172). Durante o teste de adaptação, o paciente tenta manter o seu equilíbrio durante sequências idênticas de rotações da plataforma, equivalentes a cinco primeiros podo-dáctilos para cima e para baixo (Five toes-up e five toes-down) (Nashner, 2008). A amplitude do deslocamento do paciente é medida imediatamente após a rotação de cada superfície (**Fig. 3.9**). As medidas indicam quão adequadamente o paciente é capaz de utilizar mecanismos adaptativos para aumentar a estabilidade (Nashner, 1997).

AVALIAÇÃO VESTIBULAR

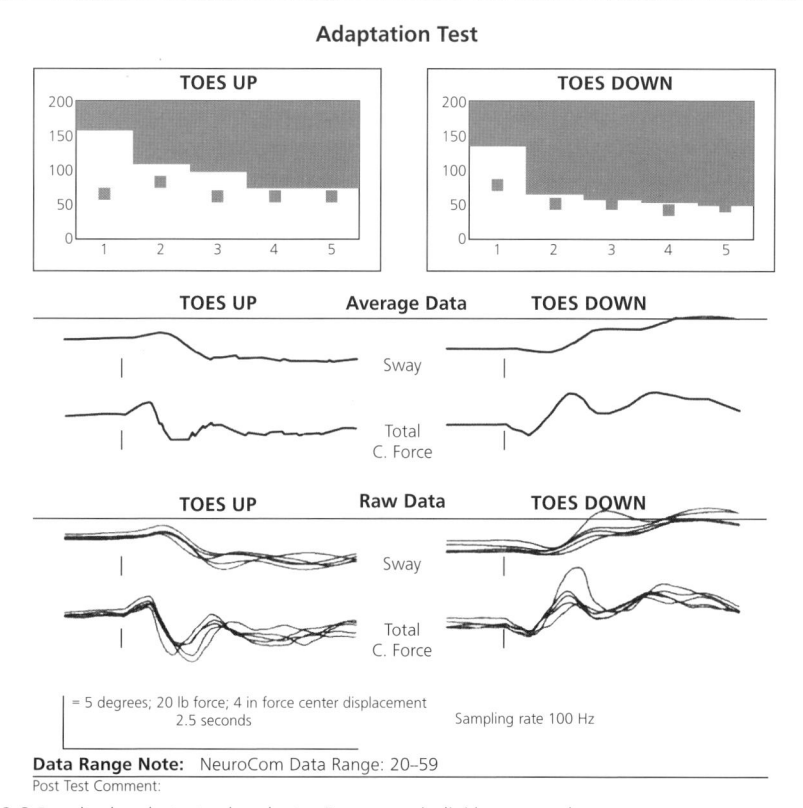

Fig. 3.9 Resultados do teste de adaptação em um indivíduo normal.

■ Quais São as Aplicações Clínicas do Teste de Posturografia Dinâmica Computadorizada?

A PDC pode fornecer informações úteis em pacientes com histórico de quedas, desequilíbrio, instabilidade postural, anormalidades da marcha, sintomas crônicos indicativos de compensação inadequada, vertigem ou tonteira de etiologia desconhecida, ou quando há suspeitas de uma causa não orgânica. Os resultados da PDC podem também ser aplicados no desenvolvimento e monitoramento da reabilitação vestibular (NeuroCom International, 2000).

■ Quais São as Limitações do Teste de Posturografia Dinâmica Computadorizada?

A PDC não indica uma doença específica, mas sim fornece uma avaliação quantitativa das limitações funcionais do paciente. O teste não pode ser realizado em todas as pessoas. Requerimentos físicos para o teste incluem um peso mínimo de 18,14 kg (40 lb), altura mínima de 0,76 m (30 inches) e capacidade de permanecer sem assistência por mais de 2 a 3 minutos (NeuroCom International, 2000). Deve ser acrescentado que alguns dos TOS não podem ser completados em pacientes cegos.

■ Que É a Vídeo-Oculografia?

A **VOG**, também conhecida como **videonistagmografia (VNG)**, é o teste mais frequentemente solicitado nos serviços especializados em tonteira e equilíbrio. Algumas vezes ainda chamado eletronistagmografia ou ENG, a vídeo-oculografia utiliza registros por vídeo e não eletrodos (**Fig. 3.10**). A VOG é uma combinação de testes que avaliam a função motora ocular e o RVO horizontal. O teste ajuda na diferenciação entre causas periféricas e centrais de tonteira e desequilíbrio, bem como fornece importantes pistas quanto à lateralização. A bateria de testes da VOG pode incluir, sem se limitar a, os seguintes subtestes: sacadas randômicas, rastreio pendular horizontal e/ou vertical, nistagmo espontâneo com e sem fixação, nistagmo semiespontâneo com e sem fixação, pós-agitação cefálica (headshake), posicional/de posicionamento, calórico bitérmico e supressão da fixação.

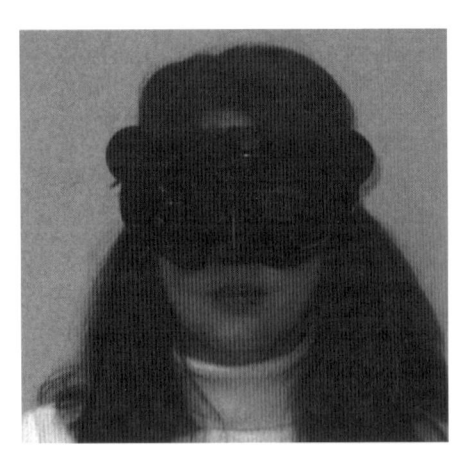

Fig. 3.10 Máscara para vídeo-oculografia. Nesta foto, a câmera infravermelha foi posicionada no visor em frente ao olho direito da paciente. O fechamento da cobertura sobre o outro visor permite a realização de testes na escuridão total (sem fixação) em certos subtestes da VOG.

AVALIAÇÃO VESTIBULAR

▪ Como São Interpretadas as Anormalidades das Sacadas?

O teste de sacadas randômicas avalia a **velocidade, acurácia e latência** dos olhos à medida que eles se fixam em alvos alternantes. As anormalidades das sacadas constituem um achado central, mas também podem ser causadas por fatores, como desatenção, idade, acuidade visual ou efeito de medicamentos (Leigh & Zee, 1991) (**Fig. 3.11**).

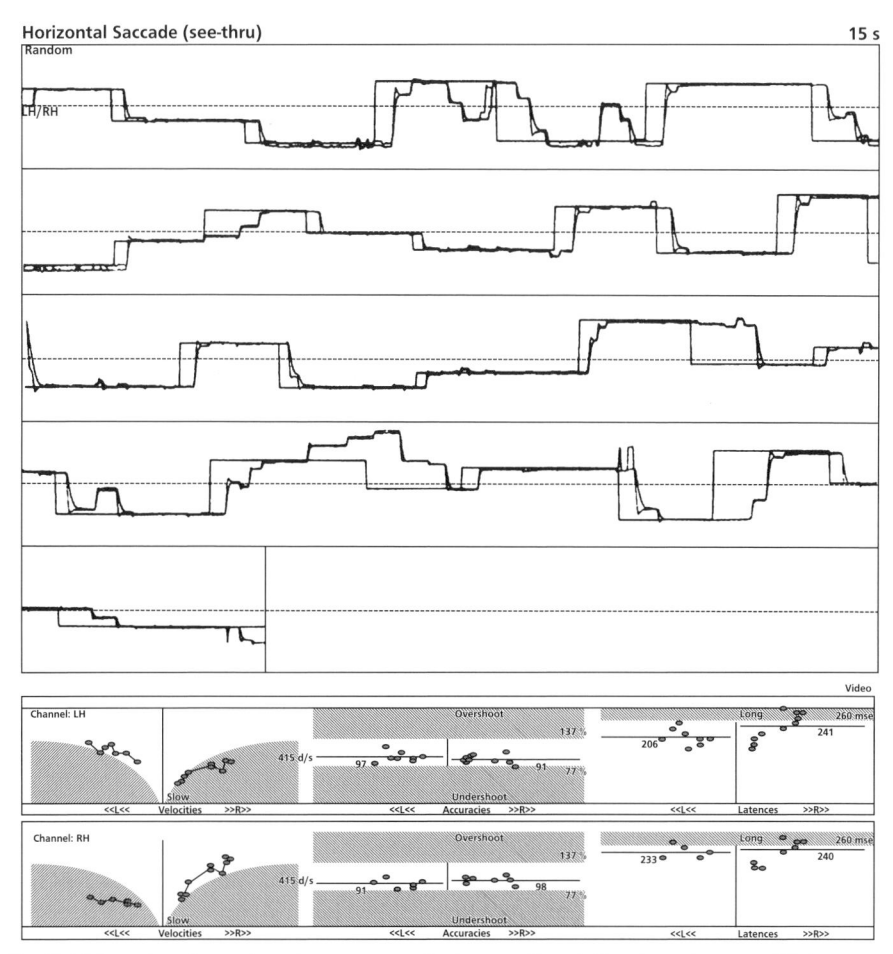

Fig. 3.11 Sacadas não conjugadas em um paciente com diagnóstico de esclerose múltipla. Note a diferença nas velocidades à esquerda e à direita.

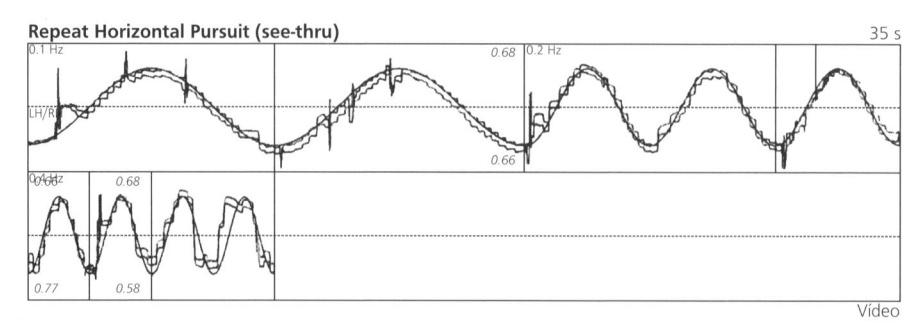

Fig. 3.12 Rastreio sacádico em um paciente com doença central.

▪ Como as Anormalidades de Rastreio São Significativas?

Para o teste de rastreio pendular, o paciente é solicitado a seguir um alvo com os seus olhos à medida que o alvo se move em um plano horizontal ou vertical. Achados anormais do rastreio incluem rastreio pendular sacádico ou ausente, sendo considerados como um achado central (**Fig. 3.12**). Outros fatores que podem ser causa de achados anormais no rastreio incluem a idade do paciente, acuidade visual, vigilância e efeito de medicações (Cass, 2008).

▪ Quando o Nistagmo Espontâneo É Significativo e o Que Ele Significa?

O nistagmo espontâneo é medido inicialmente com o paciente fixando visualmente um alvo diretamente em frente a ele e, então, com a fixação suprimida. O nistagmo espontâneo é considerado anormal, quando a velocidade do componente lento excede os 6 graus/segundo (Shepard & Telian, 1996). As características do nistagmo podem auxiliar na determinação da sua origem.

O nistagmo espontâneo de origem **periférica** é horizontal e se torna mais pronunciado com a supressão da fixação ocular. O nistagmo é geralmente de direção fixa. A lei de Alexander atesta que o nistagmo espontâneo causado por uma lesão vestibular irá intensificar-se com a mirada na direção da fase rápida e irá reduzir-se com a mirada na direção da fase lenta. Alexander classificou o nistagmo de acordo com a sua intensidade e direção. O nistagmo que somente é visível com a mirada na direção da fase rápida é considerado um nistagmo de primeiro grau. O nistagmo é mais intenso no nistagmo de segundo grau, sendo visível quando os olhos se encontram na posição neutra, bem como na mirada na direção do nistagmo. O nistagmo mais intenso é o de terceiro grau, estando presente na mirada em todas as direções (Isaacson, Ort & Rubin, 2008). Pacientes com disfunção vestibular unilateral aguda podem passar por todas as três classificações à medida que a compensação central ocorre.

O nistagmo espontâneo de origem **central** apresenta geralmente um componente vertical proeminente, não aumenta com a fixação e é acompanhado por menos vertigens do que o nistagmo periférico (Brandt, 1997). Além disso, o nistagmo central frequentemente muda de direção, quando a mirada é desviada da fase rápida (Brandt, 1997).

AVALIAÇÃO VESTIBULAR

■ Qual É o Significado do Nistagmo Semiespontâneo?

No teste do nistagmo semiespontâneo, o paciente é solicitado a manter os olhos fixos em várias posições excêntricas, inicialmente olhando para um alvo e, então, com supressão da fixação. O nistagmo que ocorre somente quando os olhos são fixados em certas posições excêntricas é chamado nistagmo semiespontâneo. O nistagmo semiespontâneo é um achado central, mas pode ser causado por efeitos do álcool e de alguns medicamentos (Hain, 1997; Bhansali, 2008).

■ Que o Nistagmo Pós-Agitação Cefálica ("Headshake") Indica?

O teste pós-agitação cefálica é útil na detecção de assimetrias no tônus vestibular e/ou armazenamento de velocidade ("velocity storage") (Leigh & Zee, 1991). Neste teste, o examinador agita rapidamente a cabeça do paciente no plano do canal horizontal por 10 a 20 segundos. Após o "headshake", observam-se os olhos quanto a quaisquer nistagmos resultantes. O nistagmo pós-agitação cefálica horizontal indica uma lesão vestibular unilateral, batendo com frequência na direção do lado mais funcional (Takahashi, Fetter, Koenig & Dichgans, 1990). Em algumas situações, o nistagmo pós-agitação cefálica pode bater na direção do lado da lesão, como visto algumas vezes na doença de Ménière (Takahashi et al., 1990). Um nistagmo vertical resultante de agitação cefálica é indicativo de lesão vestibular central (Leigh & Zee, 1991).

■ Que os Testes Posicionais/de Posicionamento Indicam?

Os nistagmos **posicionais** são induzidos ao manter-se a cabeça em uma posição específica. Para testar o nistagmo posicional, os movimentos dos olhos do paciente são observados, enquanto o paciente mantém a cabeça e o corpo em cada posição. Posições típicas avaliadas são a ereta, supina, decúbitos laterais direito e esquerdo. Cada posição é mantida por um mínimo de 30 segundos (Gianoli & Smullen, 2008). O nistagmo posicional é considerado anormal, caso exceda 6 graus/segundo em uma determinada posição, podendo ser de origem periférica ou central (Brandt, 1997).

Os nistagmos de **posicionamento** são testados pela **manobra de Dix-Hallpike** (Dix & Hallpike, 1952). A manobra é realizada inicialmente rodando a cabeça do paciente em 45 graus para a direita ou esquerda com o paciente sentado na maca. O examinador, então, ajuda o paciente a se mover rapidamente para uma posição reclinada com a cabeça girada para trás em um ângulo de 30 graus, enquanto, ao mesmo tempo, suporta cuidadosamente o pescoço do paciente. O paciente é mantido nesta posição por, no mínimo, 60 segundos ou até que a resposta diminua antes de ser reconduzido à posição sentada. A manobra é repetida com a cabeça girada em 45 graus para a direção oposta.

A manobra de Dix-Hallpike é mais sensível quando se suprime a fixação visual, embora o componente torcional não seja suprimido pela visão. O uso da VOG ou de lentes de Frenzel permite ao examinador observar diretamente o nistagmo eliciado pela manobra, enquanto a fixação é suprimida. O diagnóstico da **vertigem postural paroxística benigna** (**VPPB**) pode ser realizado pela observação do nistagmo do paciente durante a manobra (**Fig. 3.13**). Indicadores diagnósticos incluem a latência, duração e direção do nistagmo, bem como a sua fatigabilidade com provocações repetidas, a sensação de vertigem e, em alguns pacientes, uma reversão após levantar-se para a posição sentada (Gianoli & Smullen, 2008). Ela é caracterizada pela breve latência de aparecimento do nistagmo (2 a 15 segundos) e queixas subjetivas de vertigem que duram tipicamente menos do que 30 segundos (Gianoli & Smullen, 2008).

A VPPB é provavelmente a causa mais comum de vertigem na população em geral. Em um estudo conduzido na Alemanha, a incidência em um ano de VPPB foi estimada em 0,6% (Von Brevern *et al.,* 2007). Embora ela seja confirmada por um achado positivo na manobra de Dix-Hallpike, o diagnóstico é fundamentado primariamente na história do paciente. Este descreverá tipicamente episódios breves de vertigem que ocorrem com mudanças na posição da cabeça, como rolar na cama ou olhar para cima para pendurar roupas em um varal.

Existem múltiplas formas de VPPB. A observação do nistagmo durante a manobra de Dix-Hallpike fornece pistas com relação ao canal afetado e quanto a se tratar de cupulolitíase ou canalolitíase. A canalolitíase do canal posterior é a forma mais comum de VPPB, ocorrendo em cerca de 90% dos casos (Gianoli & Smullen, 2008). Ela é caracterizada por um nistagmo torcional geotrópico batendo para cima com a orelha afetada para baixo. A VPPB do canal horizontal é geralmente geotrópica na direção da orelha para baixo, sendo observado um nistagmo puramente horizontal. A VPPB do canal anterior é bastante rara. Ela surge como um nistagmo ageotrópico batendo para baixo com a cabeça pendente (orelha afetada para cima) (Gianoli & Smullen, 2008) (**Tabela 3.1**).

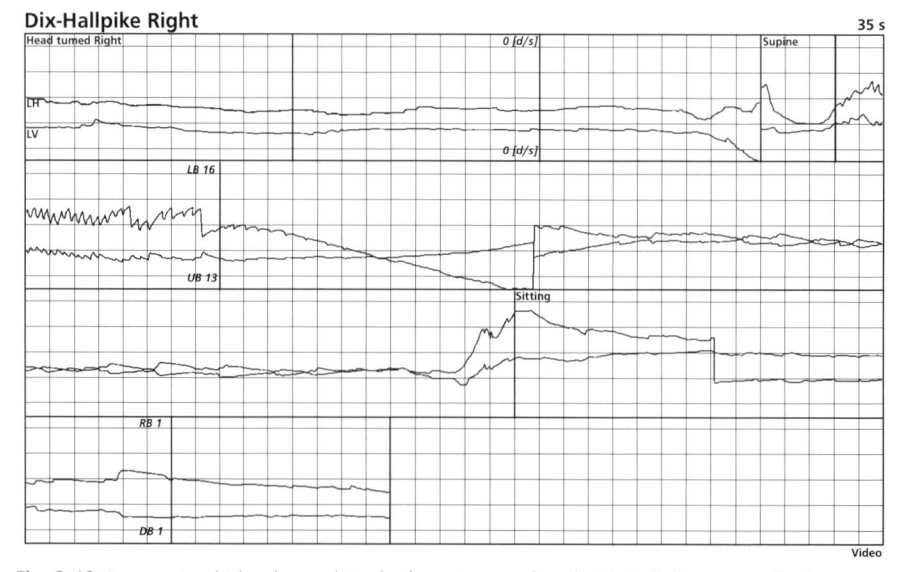

Fig. 3.13 A resposta nistágmica registrada durante manobra de Dix-Hallpike para a direita em um paciente com VPPB no canal posterior direito.

Tabela 3.1 Características Distintas da Vertigem Postural Paroxística Benigna (VPPB) de Acordo com o Canal Afetado

	Canal Posterior	Canal Horizontal	Canal Anterior
Incidência	Comum, cerca de 90% dos casos (Gianoli & Smullen, 2008)	Rara, cerca de 6 a 8% dos casos (Gianoli & Smullen, 2008)	Rara, < 1% dos casos (Gianoli & Smullen, 2008)
Nistagmo	Geotrópico rotatório com um forte componente batendo para cima	Geotrópico horizontal na maioria dos casos, ageotrópico em cerca de 10% dos casos (Gianoli & Smullen, 2008)	Ageotrópico rotatório com um forte componente batendo para baixo

Existem duas teorias sobre a causa da VPPB. A cupulolitíase foi a primeira a emergir das duas. Descrita por Schucknecht, em 1969, ela se baseia em seus estudos *post-mortem* em pacientes diagnosticados com VPPB. Schucknecht sugeriu que um depósito de partículas densas (semelhantes às otocônias) sobre a cúpula resultava na sensibilidade anormal da cúpula à força gravitacional (Schucknecht, 1969). Na cupulolitíase, as otocônias permanecem aderidas à cúpula. O aumento da massa da cúpula leva à vertigem e ao nistagmo, que ocorrem imediatamente após o movimento em direção à posição provocadora e persiste até que o paciente mude de posição (Herdman & Tusa, 2000).

Os mecanismos da cupulolitíase não estão em concordância com a latência e a duração dos sintomas observados na maioria dos pacientes. Foi por esta razão que pesquisadores rapidamente questionaram esta teoria. A teoria da canalolitíase explica mais adequadamente os sintomas clássicos da VPPB. A teoria da canalolitíase sugere que os *debris* otoconiais permanecem flutuando livremente no interior do canal semicircular. Quando a cabeça se move em direção à posição provocadora, as otocônias se deslocam pelo canal semicircular, causando um efeito hidrodinâmico (House & Honrubia, 2003). O movimento da endolinfa estimula a cúpula, causando a vertigem e o nistagmo, que apresentam uma latência de aparecimento breve, diminuindo, com frequência, dentro de 60 segundos. Além disso, a resposta é tipicamente fatigável com estimulações repetidas.

■ Que Indicam as Provas Calóricas Anormais?

As provas calóricas são frequentemente consideradas o subteste mais válido da VOG, em decorrência de sua capacidade de avaliar a responsividade das orelhas individual e comparativamente. A análise da simetria calórica é determinada pelos dados normatizados de cada clínica individualmente e pelo modo da irrigação calórica. Opções para a irrigação calórica incluem circuito aberto (a água é diretamente irrigada para o interior do conduto auditivo), circuito fechado (a água circula dentro de um balão previamente inserido no conduto auditivo) e ar (o fluxo de ar é direcionado para a membrana timpânica). Respostas calóricas assimétricas geralmente denotam uma lesão periférica. Respostas ausentes podem ocorrer em perdas vestibulares bilaterais, supressão, efeitos de medicamentos ou também podem ocorrer quando existe um problema de transferência de temperatura.

A irrigação calórica bitérmica é o método de teste mais comum. Durante a irrigação calórica a cúpula do canal horizontal deve estar orientada em uma posição próxima do vertical, para permitir um fluxo ideal da corrente de convecção criada pela mudança de temperatura (Jacobson e Newman, 1997). Tipicamente, isso é conseguido colocando-se o paciente em posição supina com a cabeça elevada em um ângulo de 30°. As orelhas são irrigadas, uma de cada vez, por cerca de 45 segundos. O clínico pode optar por irrigar inicialmente com a temperatura morna ou fria. Os ajustes de temperatura devem ser verificados em 44°C (morna) e 30°C (fria). Durante a irrigação calórica, a fixação é suprimida, e o nistagmo é registrado por câmeras de infravermelho (VOG) ou eletrodos (ENG). O examinador deve explicar o procedimento para o paciente antes da irrigação e alertá-lo de que ele poderá experimentar sensação de tonteira. O examinador deve também dar ao paciente uma tarefa de alerta assim que inicia a irrigação para observar o aparecimento do nistagmo resultante. Estas tarefas podem ser individualizadas para melhores resultados. A realização das tarefas e o registro do nistagmo devem começar no início da irrigação e continuar até que o nistagmo comece a diminuir. Uma vez que o nistagmo comece a diminuir, o examinador deve pedir ao paciente para fixar o olhar em um alvo para avaliar a capacidade de fixação do paciente. Deve-se ter em mente que uma avaliação otoscópica deve preceder a irrigação para garantir que não haja nada no conduto auditivo que possa interferir com a transferência de temperatura e observação de anormalidades estruturais. A irrigação por circuitos abertos não pode ser realizada em pacientes com perfurações timpânicas.

O acrônimo **COWS** ("**C**ool **O**pposite **W**arm **S**ame", Frio, Oposto, Morno, Mesmo) pode ser utilizado mnemonicamente para a direção esperada do nistagmo que se segue à exposição calórica. Respostas à irrigação fria devem eliciar um nistagmo que bate na direção oposta da orelha estimulada. Respostas à irrigação morna devem eliciar nistagmos que batem na mesma direção da orelha estimulada. Em algumas instâncias, o paciente pode ser testado na posição prona, quando o oposto será verdadeiro (frio mesmo, morno oposto).

O uso de duas temperaturas durante as provas calóricas é importante para uma avaliação acurada. Isso é mais óbvio em casos em que um nistagmo espontâneo ou posicional está presente. Neste caso, é possível haver respostas calóricas enganosamente simétricas ou ausentes. Também é importante lembrar que o uso de duas temperaturas permite que se meçam dois diferentes tipos de resposta. As temperaturas mornas resultam em uma resposta excitatória, enquanto as temperaturas frias são inibitórias.

Após as provas calóricas, cálculos são realizados para determinação da simetria da resposta calórica e preponderância direcional. Na maioria dos softwares de VOG utilizados atualmente, estes cálculos são fundamentados em uma janela de 10 segundos determinada pelo examinador, como o pico de resposta de cada irrigação calórica. A preponderância labiríntica é determinada, utilizando-se a fórmula de Jongkee:

$$\frac{(MD + FD) - (FE + ME)}{MD + FD + FE + ME} \times 100 = PL$$

em que MD representa o pico de resposta para a irrigação morna à direita, FD representa o pico de resposta para irrigação fria à direita, FE representa o pico de resposta para irrigação fria à esquerda, ME representa o pico de resposta para irrigação fria à esquerda e PL representa preponderância labiríntica (Stockwell, 1983).

As provas calóricas podem fornecer importantes pistas de lateralização. Entretanto, a informação obtida das provas calóricas é limitada. Elas avaliam somente o canal horizontal em somente uma frequência (cerca de 0,003 Hz). Além disso, as provas calóricas não podem diferenciar as doenças labirínticas das retrolabirínticas.

■ Que Significa a Falha da Fixação Ocular (Ausência do EIFO, Efeito Inibidor da Fixação Ocular)?

Imediatamente após as provas calóricas, o paciente é instruído a fixar um alvo visual. A estimativa da capacidade de o paciente suprimir a resposta é determinada pela comparação da velocidade do movimento ocular, uma vez que se permite a fixação com a velocidade do movimento ocular antes da fixação (Stockwell, 1983). A resposta nistágmica da irrigação calórica deve ser marcadamente suprimida, quando o paciente fixa um alvo visual. No caso de uma boa acuidade visual, a falência da supressão pela fixação é indicativa de disfunção cerebelar (Shepard & Telian, 1996).

■ Que É Preponderância Direcional?

Uma preponderância direcional existe quando a resposta nistágmica à estimulação calórica é significativamente maior em uma direção quando comparada à outra. A preponderância direcional é calculada, utilizando-se valores determinados pelo pico da velocidade de cada irrigação da prova calórica pela seguinte fórmula (Stockwell, 1983):

$$\frac{(MD + FE) - (FD + ME)}{MD + FE + FD + ME} \times 100 = PD$$

Uma preponderância direcional pode ocorrer em lesões vestibulares periféricas e centrais (Leigh & Zee, 1991). Ela é mais frequentemente presente em pacientes com um nistagmo espontâneo intenso.

■ Quais São as Aplicações Clínicas da Vídeo-Oculografia?

A VOG fornece um registro objetivo da função motora ocular e avaliação quantitativa do nistagmo. Os achados dos vários subtestes podem ser indicativos de alterações centrais ou periféricas. A observação do nistagmo durante a manobra de Dix-Hallpike pode auxiliar no diagnóstico da VPPB. As provas calóricas podem fornecer valiosas informações quanto à lateralização.

▪ Quais São as Limitações da Vídeo-Oculografia?

Capacidades físicas devem ser consideradas antes de se enviar um paciente para uma VOG. A VOG requer que, ao menos, um dos olhos tenha uma pupila traçável. A cegueira pode limitar a realização de alguns testes. Os testes posicionais/de posicionamento requerem que o paciente seja capaz de ser deslocado de uma posição sentada para uma reclinada. Além disso, o paciente deve ser capaz de seguir direções.

▪ Que É o Teste Rotacional com Cadeira?

Os testes rotacionais com cadeiras motorizadas são uma ferramenta valiosa em clínicas de tonteira e equilíbrio. Frequentemente utilizados em conjunto com a VOG para confirmação diagnóstica e aumento da acurácia, *eles permitem a avaliação de múltiplas frequências* (0,01 a 1,0 Hz) do reflexo vestíbulo-ocular horizontal (Handelsman & Shepard, 2008) e fornecem informações sobre a função do mecanismo de armazenamento de velocidade. Quando comparados às provas calóricas, a faixa de frequências testada pela cadeira rotacional é mais próxima daquela encontrada nos movimentos naturais da cabeça (até 4 Hz) (Baloh & Honrubia, 2001). Além disso, os testes rotacionais não são afetados pelos aspectos físicos da orelha (Honrubia, 2000) e são geralmente bem tolerados pelos pacientes.

Durante o teste, o paciente é posicionado sentado e estabilizado na cadeira com a cabeça inclinada para baixo em 30 graus para permitir uma estimulação máxima dos canais semicirculares horizontais. Os movimentos oculares são registrados utilizando-se eletrodos ou câmeras infravermelhas. O uso de restrições é necessário para se evitarem deslizes da cabeça e risco de lesões. A cadeira se situa entre paredes para eliminar a influência da luz ambiente. Os testes com cadeiras rotacionais podem auxiliar na diferenciação entre causas periféricas e centrais de tonteiras e desequilíbrio. Adicionalmente, trata-se de uma ferramenta útil para a determinação da extensão de lesões periféricas e fornecimento de informações acerca do estado corrente da compensação.

▪ Que É um Achado Significativo na Video-Oculografia?

A avaliação pela VOG é realizada utilizando-se oscilação sinusoidal em múltiplas frequências. A típica faixa de frequências testada se encontra entre 0,01 e 1,0 Hz (Handelsman & Shepard, 2008). Idealmente, o teste é realizado com o paciente enclausurado em uma cabine à prova de luz, de forma que a fixação visual não seja possível. Adicionalmente, solicita-se ao paciente que realize mentalmente uma tarefa, para evitar-se a supressão da resposta. Cálculos são realizados para o ganho, fase e simetria da resposta nistágmica (**Fig. 3.14**).

AVALIAÇÃO VESTIBULAR

Rotation Chair Summary
VOR Summary
VFX Summary
VVOR Summary
RVS Summary

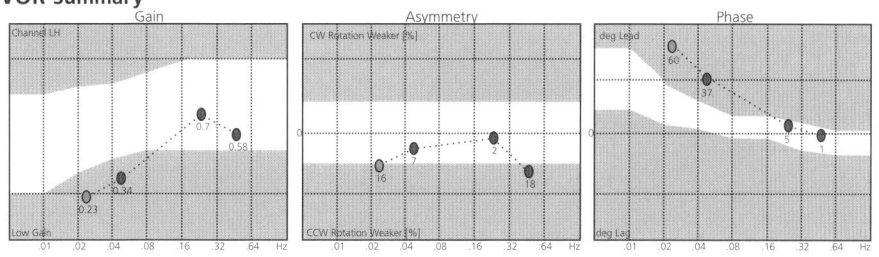

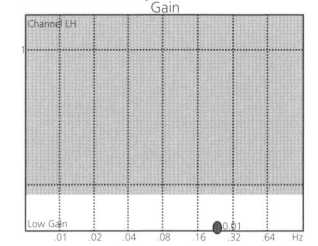

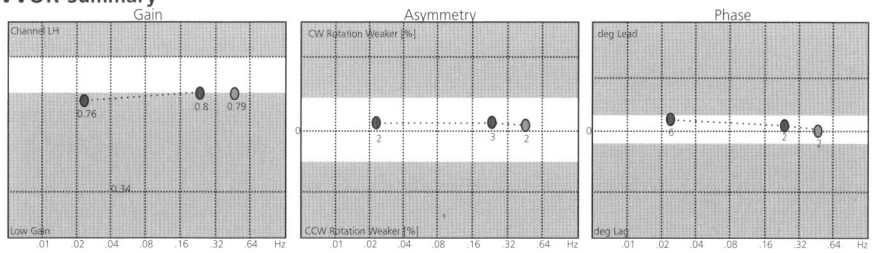

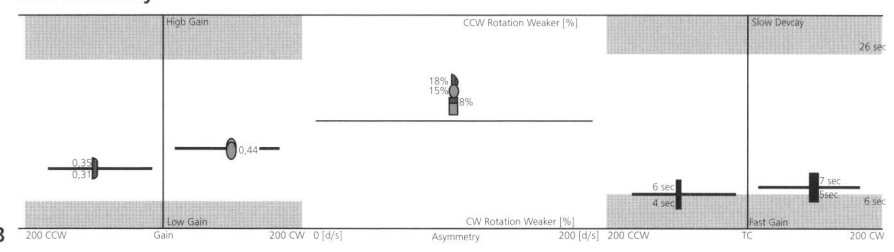

Fig. 3.14 (A, B) Relatório de teste em cadeira rotacional em um paciente com disfunção vestibular unilateral. Note o reduzido ganho em baixa frequência do RVO, com o avanço de fase acompanhante, e as constantes de tempo reduzidas (indicadas pela queda rápida no sumário do teste rotacional "velocity-step" (RVS). VFX = fixação visual; CW = sentido horário; CCW = sentido anti-horário.

As medidas de ganho indicam a intensidade da resposta e são calculadas dividindo o componente de velocidade lenta do movimento dos olhos do paciente pelo componente de velocidade lenta do estímulo (Handelsman & Shepard, 2008). Uma redução no ganho do RVO ocorre tanto em perdas vestibulares unilaterais, quanto bilaterais (**Fig. 3.14**). Outras causas de redução do ganho do RVO incluem redução do estado de alerta, supressão da resposta ou condições que restrinjam os movimentos dos olhos (Shepard & Telian, 1996). À medida que a compensação central ocorre, os valores do ganho podem começar a se normalizar (Desmond, 2004). O ganho do RVO pode ser normal, quando a perda é restrita às frequências muito baixas.

As medidas de fase indicam a quantidade de retardo temporal desde a velocidade de pico do estímulo até a velocidade de pico do movimento dos olhos do paciente (Micromedical Technologies, 1995). Dos três cálculos derivados dos testes do RVO, a fase é a medida mais sensível da função vestibular periférica. Um aumento do avanço de fase é um forte indicador de disfunção periférica (**Fig. 3.14**). O atraso de fase é considerado um achado central (Shepard & Telian, 1996). A medida acurada da fase requer um ganho de RVO que exceda 0,2. A fase pode permanecer anormal à medida que uma compensação central ocorre (Desmond, 2004).

A simetria da resposta é a diferença entre as respostas durante a rotação para a direita e para a esquerda (Micromedical Technologies, 1995). A assimetria da resposta do RVO implica em desequilíbrio dentro do sistema. Isso pode ocorrer como um desequilíbrio estático, como em lesões agudas, com um nistagmo espontâneo significativo presente. Lesões dinamicamente não compensadas podem também levar a uma resposta assimétrica (Shepard & Telian, 1996). As medidas de simetria possuem utilidade limitada na localização do sítio de lesão, uma vez que anormalidades possam ser causadas tanto por deficiências unilaterais, quanto por lesões irritativas. Os valores da simetria normalizam à medida que a compensação central ocorre (Desmond, 2004).

■ Que Significa Se a Constante de Tempo É Reduzida/Prolongada no Teste da Velocidade em Etapas ("Step Velocity Test")?

Para o step velocity test, a cadeira é rapidamente acelerada em uma direção horária ou anti-horária até que ela atinja uma velocidade predeterminada (entre 60 e 180 graus/segundo). Uma vez que a velocidade predeterminada é atingida, a cadeira mantém esta velocidade por um período de 45 a 60 segundos (Shepard Telian, 1996). O nistagmo é registrado, enquanto a cadeira gira, sendo denominado nistagmo per-rotatório. A seguir, a cadeira é abruptamente parada, e o nistagmo pós-rotatório é registrado por um período em torno de 30 segundos. O paciente deve realizar tarefas mentais durante os registros, para evitar-se supressão das respostas. A constante de tempo é determinada pelo cálculo da quantidade de tempo necessária para que o pico das respostas nistágmicas per e pós-rotatórias decaiam a 37% do valor do pico (Handelsman & Shepard, 2008). Caso o mecanismo central de armazenamento de velocidade normal esteja intacto, uma constante de tempo superior a 6 segundos é esperada. Constantes de tempo reduzidas são consistentes com a desativação do armazenamento central de velocidade, que ocorre após uma disfunção vestibular periférica aguda (**Fig. 3.14**).

AVALIAÇÃO VESTIBULAR

■ Que É o Armazenamento de Velocidade?

O armazenamento de velocidade é um mecanismo central que permite a continuação da resposta vestibular básica durante rotação sustentada. Quando a cabeça é rodada, a cúpula se deflete para a direção oposta, resultando em um nistagmo. Em virtude das propriedades elásticas da cúpula, leva aproximadamente 6 segundos para que a cúpula retorne à sua posição de repouso durante a rotação sustentada (Leigh & Zee, 1991). O mecanismo de armazenamento de velocidade é responsável pela continuação da resposta nistágmica por vários segundos adicionais, o que torna o sinal do RVO mais útil durante rotações sustentadas.

■ Que Mede o Teste do Reflexo Visual Vestibular Ocular (RVVO)?

Neste teste de interação visual-vestibular, o paciente gira em direção horária ou anti-horária, enquanto observa-se um estímulo optocinético estacionário (Shepard & Telian, 1996). As informações visuais contribuem mais significativamente para a resposta nas frequências e velocidades baixas (Baloh & Honrubia, 2001). Por esta razão, o ganho do RVVO de baixa frequência pode permanecer normal em casos de perda vestibular (Baloh & Honrubia, 2001).

■ Que Indica uma Falha na Supressão da Fixação?

Este teste avalia a capacidade de o paciente suprimir o RVO ao fixar um alvo visual. Durante este teste, o paciente fixa uma luz *laser*, projetada da cadeira na parede em frente a ele. A cadeira e a luz giram em conjunto, de forma que a luz permanece estacionária no campo visual do paciente. Na presença de boa acuidade visual, a falência da fixação em suprimir o RVO sugere anormalidades cerebelares ou tronculares (Shepard & Telian, 1996).

■ Que É o Teste do Nistagmo Optocinético (OPK/OPN)?

Para uma acuidade visual satisfatória, as imagens devem permanecer relativamente estáveis na retina. Durante a rotação da cabeça, o RVO reage rapidamente para estabilizar a imagem. Entretanto, a resposta do RVO é de curta duração, diminuindo completamente dentro de 30 segundos. À medida que a resposta do RVO decai, os sistemas optocinético e do rastreio pendular suplementam e, eventualmente, suplantam o RVO para manter a imagem na retina (Leigh & Zee, 1991).

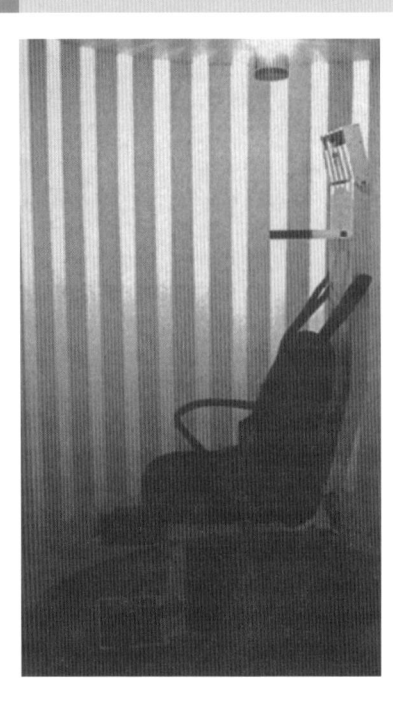

Fig. 3.15 Estímulo optocinético como observado na parede que envolve a cadeira rotatória.

Enquanto o sistema de rastreio pendular emprega somente a fóvea, o sistema optocinético utiliza toda a retina (Baloh & Honrubia, 2001). Assim sendo, para eliciar uma resposta optocinética verdadeira, o estímulo deve preencher a totalidade do campo visual (Leigh & Zee, 1991). Na clínica, isso é alcançado pela projeção de listras em uma parede daquelas que envolve a cadeira rotatória (**Fig. 3.15**). À medida que as listras rodam em torno do paciente, os olhos seguem reflexamente, e os pacientes começam a sentir como se eles mesmos estivessem rodando. Anormalidades do nistagmo OPK podem indicar uma lesão central.

▪ Que É o Teste da Visual Vertical Subjetiva Dinâmica (VVSD)?

Os órgãos otolíticos detectam e respondem às acelerações lineares, como aquela causada pela força gravitacional. A resposta é um equivalente ocular, com os olhos girando em uma direção compensatória (Halmagyi e Curthoys, 2000). Um equivalente ocular também está presente após perda unilateral da função otolítica. A medida estática da vertical-visual subjetiva (VVS) durante uma perda aguda pode ilustrar um desvio de 10 a 20 graus ou mais (percepção do paciente), na direção da orelha menos funcional (Böhmer & Mast, 1999; Karlberg, Aw, Halmagyi & Black, 2002). Em um período tão curto quanto semanas, a compensação central ocorre, e a VVS estática começa a se normalizar (Böhmer & Mast, 1999; Karlberg, Aw, Halmagyi & Black, 2002). É bastante comum que a avaliação inicial do paciente seja realizada após a ocorrência da compensação, quando pode não haver mais quaisquer sinais externamente visíveis de disfunção otolítica.

AVALIAÇÃO VESTIBULAR

A medida dinâmica da VVS pode revelar **disfunções utriculares** após a ocorrência da compensação. Sendo um teste relativamente novo nas clínicas de equilíbrio, existe alguma variabilidade na forma de realizar o teste. Em nosso centro, o paciente senta na cadeira rotatória, com a cabeça e o corpo estabilizados (**Fig. 3.16**). O paciente é instruído a manipular uma barra de luz para aquilo que julga ser vertical em três condições. As medidas são tomadas com a cadeira estática, durante rotação sobre o próprio eixo e durante rotação excêntrica. Para medidas dinâmicas, a cadeira é acelerada até uma velocidade angular constante de 300 graus/segundo. Os utrículos são estimulados pela aceleração resultante, centrípeta e tangencial (Furman & Baloh, 1992). As medidas são realizadas depois de a cadeira ter sua velocidade sustentada por 1 minuto, para permitir tempo suficiente para a extinção da resposta dos canais semicirculares. Para cada uma das três condições, o paciente é solicitado a manipular uma barra de luz desde ambos os limites, direito e esquerdo, do controlador, até aquilo que aparente ser o vertical (**Fig. 3.16**). Esta tarefa é completada no interior de uma cabine à prova de luz, para garantir que o paciente não seja influenciado por qualquer referência externa. O grau de desvio é registrado pelo examinador, e uma comparação é realizada entre as medidas estáticas e dinâmicas, bem como com as duas condições excêntricas (direita e esquerda).

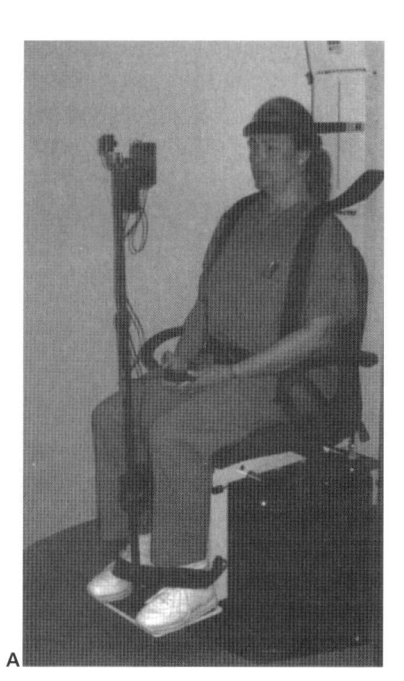

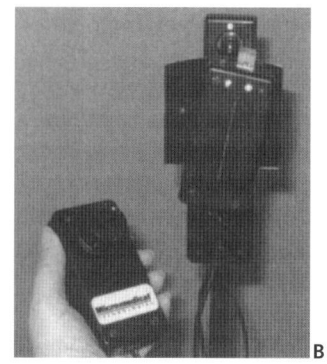

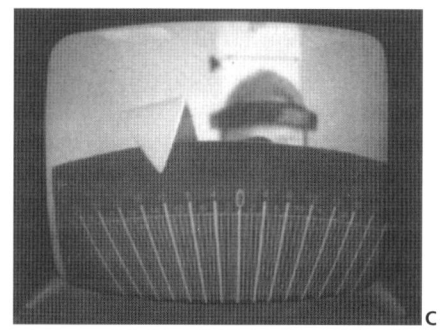

Fig. 3.16 O teste da visual-vertical subjetiva dinâmica. (**A**) Paciente estabilizado na cadeira rotatória com a barra de luz instalada. (**B**) Visão do paciente da barra de luz e do controle manual utilizados para ajustar os desvios. (**C**) Visão do examinador da barra de luz. Os números indicam os graus de desvio.

Na rotação **sobre o eixo**, dois utrículos normofuncionantes irão autocancelar-se, resultando em um desvio mínimo. Um desvio mínimo também pode ocorrer em casos de disfunção bilateral. Um desvio significativo após rotação sobre o eixo pode sugerir disfunção unilateral. Alterando a cadeira para rotação **fora do eixo**, será possível estimular um utrículo de cada vez. Um estudo conduzido por Nowé et al., investigando a distância interutricular, sugeriu que o deslocamento lateral de 3,19 a 4,03 cm alinhará um dos labirintos com o eixo de rotação de um indivíduo adulto caucasiano médio (Nowé et al., 2003). A orelha posicionada no eixo recebe mínima a nenhuma estimulação, enquanto a orelha excêntrica é exposta sozinha a toda a aceleração da cadeira (Clarke e Engelhorn, 1998). Caso a orelha excêntrica esteja funcionando adequadamente, um conter-roll ocular deverá ocorrer, resultando em um desvio na percepção da vertical terrestre para o paciente. Pacientes com alterações da função otolítica demonstrarão uma redução do desvio durante a rotação.

O teste da vertical-visual subjetiva dinâmica é um promissor novo método para avaliação da função utricular. No momento em que escrevemos este texto, os valores normatizados ainda estão sendo estabelecidos para este novo teste.

▪ Quais São as Aplicações Clínicas da Cadeira Rotatória?

Os testes com cadeira rotatória fornecem avaliação dinâmica do RVO e informações concernentes ao estado corrente da compensação do paciente. Bem tolerados pela maioria, não sendo necessário que os pacientes sigam instruções complicadas, os testes com cadeiras rotatórias são frequentemente os testes de escolha na população pediátrica. Em alguns casos, os testes podem até mesmo ser completados com o paciente sentado no colo dos pais. Em pacientes cujas provas calóricas indiquem uma hipofunção bilateral, os testes com cadeiras rotatórias podem ser utilizados para verificar os resultados calóricos e investigar a extensão da disfunção.

Os testes com cadeiras rotatórias podem detectar lesões periféricas de maior frequência do que aquelas testadas pela VOG. As provas calóricas padrão avaliam o RVO em uma frequência entre 0,002 e 0,004 Hz (Handelsman & Shepard, 2008), enquanto o movimento natural da cabeça ocorre dentro de uma faixa de frequências de cerca de 0,1 a 4 Hz (Baloh & Honrubia, 2001). Os protocolos típicos de cadeira rotatória testam uma porção de frequências ocorrendo nos movimentos naturais da cabeça, especificamente aquelas entre 0,01 e 1,00 Hz (Handelsman & Shepard, 2008). Graças à maior faixa de frequências testada pela cadeira rotatória, ela é algumas vezes utilizada como uma ferramenta para monitoramento de ototoxicidade.

▪ Quais São as Limitações da Cadeira Rotatória?

Com exceção dos testes excêntricos da função utricular durante os testes dinâmicos da VVS, a cadeira rotatória não é capaz de testar as orelhas separadamente, sendo, portanto, limitada a sua capacidade de produzir informações importantes sobre lateralização. Adicionalmente, pacientes claustrofóbicos podem não ser capazes de tolerar, permanecendo enclausurados, e o teste requer que ao menos um dos olhos apresente uma pupila traçável. A VVSD pode não ser realizada em pessoas que excedam as limitações de peso da cadeira rotatória ou com contraindicações médicas (dor/lesões cervical ou lombar. histórico de isquemia etc.).

■ Que É o Teste dos Potenciais Evocados Miogênicos Vestibulares?

O teste dos Potenciais Evocados Vestibulares Miogênicos (VEMP, vestibular evoked myogenic potential) é uma recente adição à bateria de testes vestibulares. De forma distinta à dos testes vestibulares tradicionais, que focam primariamente na função do RVO e na integridade do canal semicircular horizontal em particular, o VEMP permite que se avalie a função do **reflexo vestibulocólico**. O VEMP não é um teste de doença-específico, sendo, assim, mais bem utilizado como uma ferramenta complementar.

Atualmente, existem várias técnicas disponíveis para eliciar uma resposta VEMP, e cada uma destas técnicas ativa aferentes vestibulares de forma única (Welgampola & Colebatch, 2001). Dentre os tipos de estímulos utilizados podemos citar som por conduções aérea e óssea, percussão cefálica e estimulação galvânica. As respostas podem ser registradas no músculo esternocleidomastóideo (ECM; cVEMP) ou nos músculos extraoculares (oVEMP).

O cVEMP com condução aérea (clique ou *toneburst*) é a técnica mais comum utilizada clinicamente atualmente, sendo facilmente acessível através de equipamento eletrofisiológico preexistente. O teste é realizado pela apresentação de cliques ou *tonebursts* de alta intensidade à orelha, enquanto o paciente contrai o ECM ipsilateral. A resposta é medida por eletrodos de superfície posicionados sobre o ventre do ECM ipsilateral, o eletrodo-referência na clavícula e o eletrodo-terra na fronte (**Fig. 3.17**).

A resposta do VEMP por condução aérea consiste em dois componentes, o primeiro surgindo a partir de aferentes vestibulares, e o segundo, a partir de aferentes cocleares (Colebatch, Halmagyi e& Skuse, 1994). A resposta vestibular é de interesse primário e pode ser descrita como uma alteração de curta latência na atividade EMG (eletromio-

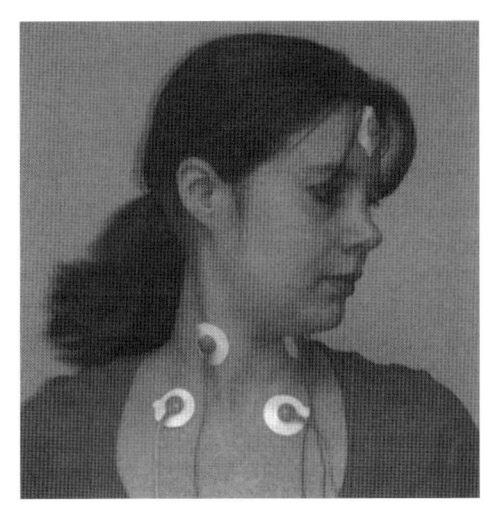

Fig. 3.17 Disposição de eletrodos utilizada para o registro do cVEMP.
O eletrodo ativo é posicionado no ventre do músculo esternocleido- mastóideo ipsilateral, o eletrodo-referência na clavícula e o eletrodo-terra na fronte.

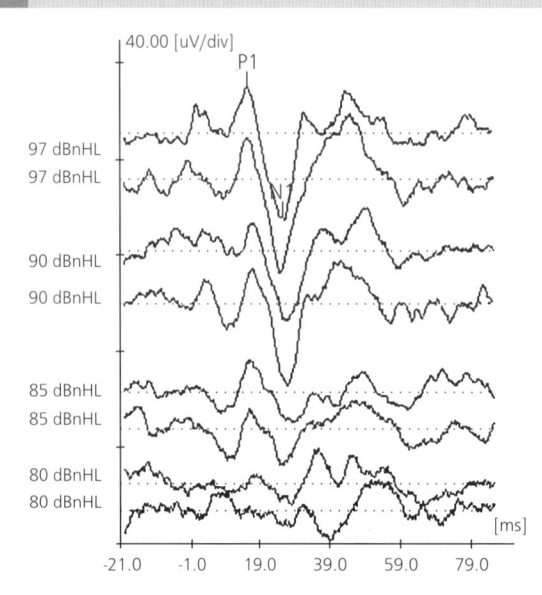

Fig. 3.18 Resposta cVEMP em um indivíduo normal. As respostas foram registradas até um limiar de 85 dBnNA (decibel em nível de audição normal). Uma referência comportamental, o dBnNA, é determinada nas instalações da clínica pela resposta limiar média ao estímulo (clique) em um pequeno grupo de adultos jovens com audição normal (Hall, 2007).

gráfica) aparecendo como uma onda bifásica positiva-negativa (p13-n23) (Colebatch *et al.*, 1994) (**Fig. 3.18**). As respostas VEMP ao som conduzido pelo ar são geradas no sáculo e seguem ao longo do nervo vestibular inferior (Colebatch *et al.*, 1994; Halmagyi & Colebatch, 1995; Iwasaki *et al.*, 2009). Os VEMPs por condução aérea podem fornecer informações úteis de lateralização, bem como informações acerca da integridade do sáculo e do nervo vestibular inferior.

■ Que É um Achado Significativo no Teste dos Potenciais Evocados Vestibulares Miogênicos?

As medidas do limiar, latência e amplitude das respostas VEMPs vêm sendo estudadas quanto à sua significância clínica. As medidas do limiar se provaram úteis na detecção da **deiscência do canal semicircular superior (DCSS)**. Em decorrência da complacência aumentada do sistema, pacientes com DCSS podem apresentar limiares VEMP anormalmente reduzidos (Watson, Halmagyi & Colebatch, 2000; Streubel, Cremer, Carey, Weg & Minor, 2001; Brantberg, Löfqvist & Fransson, 2004) (**Fig. 3.19**). A amplitude da resposta na DCSS também é grande, mas possui valor diagnóstico limitado causado pela grande quantidade de variações entre os normais (Watson *et al.*, 2000). Limiares VEMPs reduzidos podem ser observados em pacientes com outros transtornos, incluindo fístula perilinfática e aqueduto vestibular alargado (Sheykholeslami, Schmerber, Kermany & Kaga, 2004; Watson *et al.*, 2000). A estimativa do limiar do VEMP é talvez mais bem utilizada como uma ferramenta complementar. Foi sugerido que uma combinação de limiar VEMP, tomografia computadorizada (TC) e registros oculares pode eliminar a necessidade de exploração cirúrgica para confirmação do diagnóstico da DCSS (Watson *et al.*, 2000).

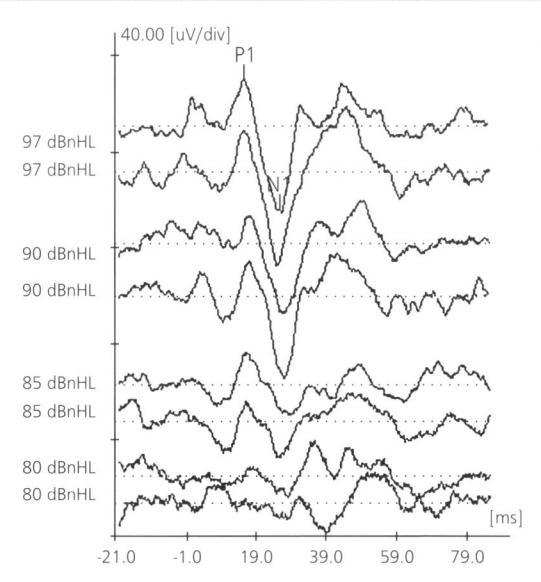

Fig. 3.19 Resposta cVEMP em um paciente com deiscência do canal semicircular superior. As respostas foram registradas até um limiar de 60 dBnNA.

A resposta de latência do VEMP também tem sido estudada e é considerada um aspecto relativamente estável da resposta (Zhou & Cox, 2004). Latências prolongadas foram relatadas em várias doenças centrais (Murofushi, Shimizu, Takegoshi, & Cheng, 2001). A latência pode ser prolongada em pacientes de idade avançada.

Foi demonstrado alta variabilidade da latência da resposta do VEMP entre indivíduos normais (Lim, Clouston, Sheean & Yiannikas, 1995). A amplitude do VEMP é grandemente influenciada pelo grau de ativação muscular e intensidade do estímulo (Lim *et al.*, 1995; Colebatch *et al.*, 1994), tendo sido demonstrada uma redução com a idade (Zapala & Brey, 2004). Estudos demonstraram que anormalidades da amplitude podem ocorrer em várias doenças que têm o vestíbulo como órgão-alvo, sendo a assimetria a anormalidade mais comum (Zapala & Brey, 2004).

▪ Qual o Efeito das Perdas Auditivas sobre o Teste dos Potenciais Evocados Vestibulares Miogênicos?

Perdas auditivas condutivas podem rapidamente abolir a resposta do VEMP por condução aérea, graças à redução da intensidade do estímulo em seu trajeto através do sistema. A presença de uma resposta VEMP por condução aérea em pacientes com perdas auditivas condutivas é sugestiva de deiscência do canal semicircular superior (Streubel *et al.*, 2001). Os VEMPs por condução óssea não são afetados pelas perdas auditivas condutivas (Welgampola & Colebatch, 2005). A resposta do VEMP não sofre impacto da perda auditiva neurossensorial (Colebatch *et al.*, 1994).

- **Quais as Aplicações Clínicas do Teste dos Potenciais Evocados Vestibulares Miogênicos?**

As aplicações clínicas do VEMP continuam a ser investigadas. Atualmente, o VEMP vem-se demonstrando útil na detecção da deiscência do canal semicircular superior, na determinação da integridade do nervo vestibular inferior e pode ser utilizado para avaliação da função otolítica.

- **Quais as Limitações do Teste dos Potenciais Evocados Vestibulares Miogênicos?**

Os VEMPs são significativamente afetados pela idade. Iniciando na 6ª década de vida, as respostas em indivíduos normais podem estar ausentes, as amplitudes podem ser reduzidas, a latência pode estar prolongada, e assimetrias tornam-se mais prevalentes (Welgampola & Colebatch, 2005). Os VEMPs requerem a cooperação do paciente, não podendo ser utilizados em pacientes inconscientes e sendo contraindicados em pacientes com zumbido, em razão da intensidade do estímulo (Colebatch, 2001; Welgampola & Colebatch, 2005). Os VEMPs registrados no ECM requerem que o paciente seja capaz de manter uma contração muscular adequada (Alpini *et al.*, 2004). Isso pode ser particularmente difícil para pacientes com fraqueza da musculatura cervical ou rigidez muscular. O oVEMP é promissor como alternativa possível ao cVEMP em pacientes que não possam realizar a contração muscular adequada.

Os VEMPs por condução aérea são abolidos por doenças das orelhas externa e média (Alpini *et al.*, 2004). Os VEMPs por condução óssea podem ser utilizados em pacientes com perdas auditivas condutivas; entretanto, a resposta é bilateral e não fornece nenhuma informação quanto à lateralização. Adicionalmente, os equipamentos clínicos atuais requerem modificações para permitir um adequado estímulo por condução óssea (Welgampola & Colebatch, 2005). Além disso, acredita-se que o som por condução óssea ative tanto os aferentes saculares quanto os utriculares, com trajeto também pelo nervo vestibular superior, fornecendo, assim, informações diferentes daquelas fornecidas pelo estímulo por condução aérea (Curthoys, Kim, McPhedran & Camp, 2006; Iwasaki *et al.*, 2009).

Referências

Alpini, D., Pugnetti, L., Caputo, D., Cornelio, F., Capobianco, S., & Cesarani, A. (2004, June). Vestibular evoked myogenic potentials in multiple sclerosis: Clinical and imaging correlations. *Multiple Sclerosis,* 10(3), 316-321.

Baloh, R. W., & Honrubia, V. (2001). *Clinical neurophysiology of the vestibular system.* 3rd ed. New York: Oxford University Press, Inc.

Bhansali, S. A. (2008). Medication side effects. In J. A. Goebel (Ed.). *Practical management of the dizzy patient.* 2nd ed. (pp. 43-60). Philadelphia: Lippincott Williams & Wilkins.

Böhmer, A., & Mast, F. (1999). Chronic unilateral loss of otolith function revealed by the subjective visual vertical during off center yaw rotation. *Journal of Vestibular Research,* 9(6), 413-422.

Brandt, T. (1997). Background, technique, interpretation, and usefulness of positional and positioning testing. In G. P. Jacobson, C. W. Newman, & J. M. Kartush (Eds.). *Handbook of balance function testing.* (pp. 123-155). San Diego, CA: Delmar.

Brantberg, K., Lofqvist, L., & Fransson, P. A. (2004, May/June). Large vestibular evoked myogenic potentials in response to bone-conducted sounds in patients with superior canal dehiscence syndrome. *Audiology &' Neuro-Otology,* 9(3), 173-182.

Cass, S. P. (2008). Performing the physical examination: Ocular motor examination. In J. A. Goebel (Ed.). *Practical management of the dizzy patient.* 2nd ed. (pp. 75-78). Philadelphia: Lippincott Williams & Wilkins.

Clarke, A. H., & Engelhorn, A. (1998, August). Unilateral testing of utricular function. *Experimental Brain Research,* 121(4), 457-464.

Colebatch, J. G. (2001, February). Vestibular evoked potentials. *Current Opinion in Neurology,* 14(1), 21-26.

Colebatch, J. G., Halmagyi, G. M., & Skuse, N. F. (1994, February). Myogenic potentials generated by a click-evoked vestibulocollic reflex. *Journal of Neurology, Neurosurgery, and Psychiatry,* 57(2), 190-197.

Curthoys, I. S., Kim, J., McPhedran, S. K., & Camp, A. J. (2006, November). Bone conducted vibration selectively activates irregular primary otolithic vestibular neurons in the guinea pig. *Experimental Brain Research,* 175(2), 256-267.

Desmond, A. (2004). *Vestibular function: Evaluation and treatment.* New York: Thieme Medical Publishers, Inc.

Dix, M. R., & Hallpike, C. S. (1952, June). The pathology symptomatology and diagnosis of certain common disorders of the vestibular system. *Proceedings of the Royal Society of Medicine,* 45(6), 341-354.

Furman, J. M. (1995, January). Role of posturography in the management of vestibular patients. *Otolaryngology-Head and Neck Surgery,* 112(1), 8-15.

Furman, J. M. R., & Baloh, R. W. (1992, May). Otolith-ocular testing in human subjects. *Annals of the New York Academy of Sciences,* 656, 431-451.

Gianoli, G. J., & Smullen, J. L. (2008). Performing the physical examination: Positioning tests. In J. A. Goebel (Ed.). *Practical management of the dizzy patient.* 2nd ed. (pp. 85-97). Philadelphia: Lippincott Williams & Wilkins.

Goebel, J. A., White, J. A., & Heidenreich, K. D. (2009). Evaluation of the vestibular system. In J. B. Snow, P. A. Wackym, & J. J. Ballenger (Eds.). *Ballenger's otorhinolaryngology head and neck surgery.* 17th ed. (pp. 131-144). Shelton, CT: People's Medical Publishing House.

Hain, T. C. (1997). Interpretation and usefulness of ocular motility testing. In G. P. Jacobson, C. W. Newman, & J. M. Kartush (Eds.). *Handbook of balance function testing.* (pp. 101-122). San Diego, CA: Delmar.

Hall, J. W., III. (2007). *New handbook of auditory evoked responses.* Boston: Pearson.

Halmagyi, G. M., & Colebatch, J. G. (1995). Vestibular evoked myogenic potentials in the sternomastoid muscle are not of lateral canal origin. *Acta Oto-Laryngologica. Supplementum,* 520(Pt 1), 1-3.

Halmagyi, G. M., 8./Curthoys, 1. S. (2000). Otolith function tests. In S. J. Herdman (Ed.). *Vestibular rehabilitation.* 2nd ed. (pp. 195-214). Philadelphia: F. A. Davis Company.

Handelsman, J. A., & Shepard, N. T. (2008). Rotational chair testing. In J. A. Goebel (Ed.). *Practical management of the dizzy patient*. 2nd ed. (pp. 137-152). Philadelphia: Lippincott Williams & Wilkins.

Herdman, S. J., & Tusa, R. J. (2000). Assessment and treatment of patients with benign paroxysmal positional vertigo. In S. J. Herdman (Ed.). *Vestibular rehabilitation*. 2nd ed. (pp. 451-475). Philadelphia: F. A. Davis Company.

Honrubia, V. (2000). Quantitative vestibular function tests and the clinical examination. In S. J. Herdman (Ed.). *Vestibular rehabilitation*. 2nd ed. (pp. 105-171). Philadelphia: F. A. Davis Company.

House, M. G., & Honrubia, V. (2003, March/April). Theoretical models for the mechanisms of benign paroxysmal positional vertigo. *Audiology & Neuro-Otology*, 8(2), 91-99.

Isaacson, J., Ort, S. A., & Rubin, A. M. (2008). Performing the physical examination: Detecting spontaneous and gaze-evoked nystagmus. In J. A. Goebel (Ed.). *Practical management of the dizzy patient*. 2nd ed. (pp. 61-73). Philadelphia: Lippincott-Williams & Wilkins.

Iwasaki S., Chihara Y., Smulders Y. E., Burgess, A. M., Halmagyi, G. M., Curthoys, I. S. et al. (2009, March). The role of the superior vestibular nerve in generating ocular vestibular-evoked myogenic potentials to bone conducted vibration at Fz. *Clinical Neurophysiology*, 120(3), 588-593.

Jacobson, G. P., & Newman, C. W. (1997). Background and technique of caloric testing. In G. P. Jacobson, C. W. Newman, & J. M. Kartush (Eds.). *Handbook of balance function testing*. (pp. 156-192). San Diego, CA: Delmar.

Karlberg, M., Aw, S. T., Halmagyi, G. M., & Black, R. A. (2002, January). Vibration-induced shift of the subjective visual horizontal: a sign of unilateral vestibular deficit. *Archives of Otolaryngology-Head Ea Neck Surgery*, 128(1), 21-27.

Leigh, R. J., & Zee, D. S. (1991). *The neurology of eye movements*. 2nd ed. Philadelphia: F. A. Davis Company.

Lim, C. L., Clouston, P., Sheean, G., & Yiannikas, C. (1995, October). The influence of voluntary EMG activity and click intensity on the vestibular click evoked myogenic potential. *Muscle Ea Nerve*, 18(10), 1210-1213.

Micromedical Technologies. (1995). *ENG, vorteq, and rotational chair user's manual*. (version 4.5). Chatham, IL: Micromedical Technologies, Inc.

Murofushi, T., Matsuzaki, M., & Mizuno, M. (1998, May). Vestibular evoked myogenic potentials in patients with acoustic neuromas. *Archives of Otolaryngology-Head Ea Neck Surgery*, 124(5), 509-512.

Murofushi T., Shimizu K., Takegoshi H., & Cheng P. W. (2001, September). Diagnostic value of prolonged latencies in the vestibular evoked myogenic potential. *Archives of Otolaryngology-Head & Neck Surgery*, 127(9), 1069-1072.

NeuroCom International. (2000). *EquiTest system operators manual*. (version 7.04). Clackamas, OR: NeuroCom International, Inc.

Nashner, L. M. (1997). Computerized dynamic posturography. In G. P. Jacobson, C. W. Newman, & J. M. Kartush (Eds.). *Handbook of balance function testing*. (pp. 280-307). San Diego, CA: Delmar.

Nashner, L. M. (2008). Computerized dynamic posturography. In J. A. Goebel (Ed.). *Practical management of the dizzy patient.* 2nd ed. (pp. 153-182). Philadelphia: Lippincott Williams & Wilkins.

Nowé, V., Wuyts, F. L, Hoppenbrouwers, M., Van de Heyning, P. H., De Schepper, A. M., & Parizel, P. M. (2003). The interutricular distance determined from external landmarks. *Journal of Vestibular Research,* 13(1), 17-23.

Schuknecht, H. F. (1969, December). Cupulolithiasis. *Arch Otolaryngol,* 90(6), 765-778.

Shepard, N. T., & Telian, S. A. (1996). *Practical management of the balance disorder patient.* San Diego. CA: Singular Publishing Group.

Sheykholeslami, K., & Kaga, K. (2002, March). The otolithic organ as a receptor of vestibular hearing revealed by vestibular-evoked myogenic potentials in patients with inner ear anomalies. *Hearing Research,* 165(1-2), 62-67.

Sheykholeslami K., Schmerber S., Habiby Kermany M., & Kaga K. (2004, April). Vestibular-evoked myogenic potentials in three patients with large vestibular aqueduct. *Hearing Research,* 190(1-2), 161-168.

Stockwell, C. W. (1983). *ENG workbook.* Needham Heights, MA: Allyn and Bacon.

Streubel, S. O., Cremer, P. D., Carey, J. P., Weg, N., & Minor, L B. (2001). Vestibular e voked myogenic potentials in the diagnosis of superior canal dehiscence syndrome. *Acta Oto-Laryngologica. Supplementum,* 545, 41-49.

Takahashi, S., Fetter, M., Koenig, E., & Dichgans, J. (1990, January/February). The clinical significance of head-shaking nystagmus in the dizzy patient. *Acta OtoLaryngologica,* 109(1-2), 8-14.

von Brevern, M., Radtke, A., Lezius, F., Feldmann, M., Ziese, T., Lempert, T., (2007, July). Epidemiology of benign paroxysmal positional vertigo: A population based study. Journal *of Neurology, Neurosurgery, and Psychiatry,* 78(7), 710-715.

Watson, S. R. D., Halmagyi, G. M., & Colebatch, J. G. (2000, February). Vestibular hypersensitivity to sound (Tullio phenomenon): Structural and functional assessment. *Neurology,* 54(3), 722-728.

Welgampola, M. S., & Colebatch, J. G. (2001, November). Vestibulocollic reflexes: Normal values and the effect of age. *Clinical Neurophysiology,* 112(11), 1971-1979.

Welgampola, M. S., & Colebatch, J. G. (2005, May). Characteristics and clinical applications of vestibular-evoked myogenic potentials. *Neurology,* 64(10), 1682-1688.

Zapata, D. A., & Brey, R. H. (2004, March). Clinical experience with the vestibular evoked myogenic potential. *Journal of the American Academy of Audiology,* 15(3), 198-215.

Zhou, G., & Cox, L. C. (2004, December). Vestibular evoked myogenic potentials: History and overview. *American Journal of Audiology,* 13(2), 135-143.

Leituras Complementares

Bath, A. P., Harris, N., McEwan, J., & Yardley, M. P. (1999, June). Effect of conductive hearing loss on the vestibulo-collic reflex. *Clinical Otolaryngology and Allied Sciences,* 24(3), 181-183.

Cazals, Y., Aran, J. M., Erre, J. P., Guilhaume, A., & Aurousseau, C. (1983, March/April). Vestibular acoustic reception in the guinea pig: a saccular function? *Acta Oto-Laryngologica,* 95(3-4), 211-217.

Chen, C. H., & Young, Y. H. (2003, June). Vestibular evoked myogenic potentials in brainstem stroke. *The Laryngoscope,* 113(6), 990-993.

Cohen, B., Henn, V., Raphan, T., & Dennett, D. (1981). Velocity storage, nystagmus, and visual-vestibular interactions in humans. *Annals of the New York Academy of Sciences,* 374, 421-433.

Colebatch, J. G., & Halmagyi, G. M. (1992, August). Vestibular evoked potentials in human neck muscles before and after unilateral vestibular deafferentation. *Neurology,* 42(8), 1635-1636.

Furman, J. M., & Cass, S. P. (1999, November). Benign paroxysmal positional vertigo. *The New England Journal of Medicine,* 341(21), 1590-1596.

Itoh, A., Kim, Y. S., Yoshioka, K., Kanaya, M., Enomoto, H., Hiraiwa F., (2001). Clinical study of vestibular-evoked myogenic potentials and auditory brainstem responses in patients with brainstem lesions. *Acta Oto-Laryngologica. Supplementum,* 545, 116-119.

Iwasaki, S., Smulders, Y. E., Burgess, A. M., McGarvie, L. A., Macdougall, H. G., Halmagyi, G. M. et al. (2008, September). Ocular vestibular evoked myogenic potentials to bone conducted vibration of the midline forehead at Fz in healthy subjects. *Clinical Neurophysiology,* 119(9), 2135-2147.

Li, M. W., Houlden, D., & Tomlinson, R. D. (1999). Click evoked EMG responses in sternocleidomastoid muscles: Characteristics in normal subjects. *Journal of Vestibular Research,* 9(5), 327-334.

Seidman, S. H., Telford, L., & Paige, G. D. (1998, April). Tilt perception during dynamic linear acceleration. *Experimental Brain Research,* 119(3), 307-314.

Schuknecht, H. F. (1962, May/June). Positional vertigo: Clinical and experimental observations. *Transactions-American Academy of Ophthalmology and Otolaryngology,* 66, 319-332.

Shimizu, K., Murofushi, T., Sakurai, M., & Halmagyi, M. (2000, August). Vestibular evoked myogenic potentials in multiple sclerosis. *Journal of Neurology, Neurosurgery, and Psychiatry,* 69(2), 276-277.

Stockwell, C. W., & Bojrab, D. I. (1997). Background and technique of rotational testing. In G. P. Jacobson, C. W. Newman, & J. M. Kartush (Eds.). *Handbook of balance function testing.* (pp. 237-248). San Diego, CA: Delmar.

Stockwell, C. W., & Bojrab, D. I. (1997). Interpretation and usefulness of rotational testing. In G. P. Jacobson, C. W. Newman, & J. M. Kartush (Eds.). *Handbook of balance function testing.* (pp. 249-258). San Diego, CA: Delmar.

Todd, N. P. M., Rosengren, S. M., & Colebatch, J. G. (2009, February). A utricular origin of frequency tuning to low-frequency vibration in the human vestibular system? *Neuroscience Letters,* 451(3), 175-180.

Wuyts, F. L., Hoppenbrouwers, M., Pauwels, G., & Van de Heyning, P. H. (2003). Utricular sensitivity and preponderance assessed by the unilateral centrifugation test. *Journal of Vestibular Research,* 13(4-6), 227-234.

Young, Y. H., Huang, T. W., & Cheng, P. W. (2003, August). Assessing the stage of Meniere's disease using vestibular evoked myogenic potentials. *Archives of Otolaryngology-Head Ea Neck Surgery,* 129(8), 815-818.

CAPÍTULO 4
Amplificação

- **Qual É o Tipo de Avaliação Necessária para Indicação de Próteses Auditivas?**

Uma avaliação audiométrica detalhada é necessária antes de se indicar uma prótese auditiva. É vital que, pelo menos, as audiometrias aérea e óssea e a pesquisa dos limiares de reconhecimento da fala (LRF/SRT) e índices de reconhecimento da fala (IRF) sejam realizados. Adicionalmente, a timpanometria, a pesquisa dos reflexos acústicos e/ou os testes do *decay* do reflexo acústico devem ser realizados em pacientes com assimetrias na configuração audiométrica e/ou nos IRFs, componentes de perda auditiva condutiva, ou em pacientes com queixas subjetivas de zumbido unilateral, dor e/ou plenitude e tonteira.

- **Qual o Papel do Otorrinolaringologista na Indicação de Próteses Auditivas?**

É importante que o médico, ou preferencialmente um otorrinolaringologista, que indica a prótese, forneça **indicação médica para amplificação** antes de um período de testes com próteses auditivas. O U.S. Food and Drug Administration (FDA; U.S. Food and Drug Administration, 2007) exige que uma indicação médica para amplificação seja realizada para todos os indivíduos com idade inferior a 18 anos. Adicionalmente, indivíduos com mais de 18 anos devem obter uma indicação médica ou assinar um termo em que confirmem terem sido informados da recomendação para indicação médica, mas escolheram prosseguir com a amplificação sem consultar um médico. É especialmente importante que pacientes com assimetrias na configuração audiométrica e/ou no IRF, componentes de perda condutiva, queixas de zumbido unilateral, queixas de dor e/ou plenitude e tonteiras sejam avaliados por um otorrinolaringologista para determinação da necessidade de realização de outros testes ou recomendação de alguma forma de tratamento médico. Uma vez que a indicação médica tenha sido realizada, é seguro proceder à adaptação de uma prótese auditiva (AdPA). Adicionalmente, é *obrigatório* que uma avaliação audiométrica seja realizada não mais do que seis meses antes da dispensação de próteses auditivas.

- **Que É a Avaliação de Próteses Auditivas?**

A **avaliação de próteses auditivas** (**AvPA**) é uma consulta que ocorre após a avaliação detalhada e preferencialmente após a indicação médica para amplificação ter sido realizada. A AvPA é tipicamente uma consulta de 60 minutos que consiste em uma revisão dos testes auditivos do paciente, determinação da motivação do paciente e realização de recomendações para amplificação, com base nas características da perda auditiva, estilo de vida e recursos financeiros do paciente. A AvPA é iniciada com uma descrição abrangente do audiograma do paciente, para determinar a indicação de prótese auditiva e para estabelecer expectativas realistas com relação às próteses auditivas na dependência da perda auditiva e capacidade de reconhecimento da fala do paciente. Por exemplo, um paciente com perda auditiva neurossensorial leve à moderada de 2.000 a 8.000 Hz com capacidade de reconhecimento da fala excelente é mais propenso a apresentar melhores resultados com a protetização do que um paciente com perda auditiva neurossensorial severa e capacidade de reconhecimento da fala ruim. O uso de um questionário subjetivo relacionado com a capacidade de comunicação do paciente sem a prótese auditiva também é recomendado durante a AvPA. Tais questionários subjetivos fornecem ao audiologista e ao paciente um quadro realista das capacidades funcionais de comunicação do paciente na vida diária com uma perda auditiva não protetizada, sendo também utilizados após a AdPA para confirmar o benefício e/ou satisfação obtida com a prótese auditiva. Exemplos de questionários para pacientes comumente utilizados incluem o Perfil Abreviado do Benefício com Próteses Auditivas (APHAB, Abbreviated Profile of Hearing Aid Benefit; Cox & Alexander, 1995), a Escala de Melhora Cliente-orientada (COSI, Client Oriented Scale of Improvement; Dillon, James & Ginis, 1997), e a Ferramenta de Características de Amplificação (COAT, Characteristics of Amplification Tool; Sandridge & Newman, 2006).

Uma vez que a indicação para protetização auditiva tenha sido determinada, e o paciente se sinta pronto para prosseguir com a protetização, o tipo (ou tamanho) da prótese auditiva e a tecnologia da prótese são discutidos em minúncias. Dependendo do tipo de prótese auditiva que o paciente seleciona, uma impressão de molde é realizada de cada conduto auditivo externo para solicitação de um molde auricular customizado (impressão enviada a um laboratório de moldes auriculares) para uma prótese retroauricular ou uma prótese auditiva intracanal customizada (impressão enviada para o fabricante da prótese auditiva). Finalmente, os níveis subjetivos de desconforto (LDLs, Loudness Discomfort Level) do paciente são frequentemente medidos em isolamento acústico na AvPA, informação que será importante na AdPA. O LDL, os tipos de prótese auditiva, as opções de tecnologia e os moldes auriculares serão discutidos em detalhes nas seções a seguir.

▪ Que É o *Loudness Discomfort Level* e Por Que Ele É Medido?

A principal queixa de usuários de próteses auditivas é a de que as suas próteses auditivas estão muito altas. A medida do **loudness discomfort levels (LDLs)** fornece aos audiologistas um objetivo para a saída (output) em decibel em níveis de pressão sonora (dB NPS) para a programação das próteses auditivas, com o objetivo de garantir que a amplificação de níveis elevados de entrada (input) nunca seja considerada desconfortavelmente alta. Um LDL é definido como o nível (decibel em nível de audição [dB NA] e/ou dB NPS) em que o paciente relata que um sinal (tom puro e/ou fala) é "**alto, mas OK**". A medida do LDL é tipicamente realizada na consulta da AvPA, mas também pode ser realizada imediatamente antes da AdPA. A **Fig. 4.1** ilustra a configuração para a mensuração do LDL utilizando um fone de inserção. O LDL é medido de 500 a 4.000 Hz em dB NA e NPS utilizando uma abordagem de orelha real, ou uma que envolva a utilização de um microfone em sonda posicionado a cerca de 4 a 6 mm da membrana timpânica. Durante o teste do LDL, o audiologista apresenta tons puros, iniciando em torno de 20 dB NS (em relação ao limiar de tom puro na frequência testada), e utiliza um procedimento ascendente até que o paciente julgue que o sinal de tom puro seja "desconfortavelmente alto". O audiologista reduz, então, o sinal em 10 dB, seguindo-se aumentos incrementais de 5 dB, sendo esta técnica escalonada repetida até que o nível em

AMPLIFICAÇÃO

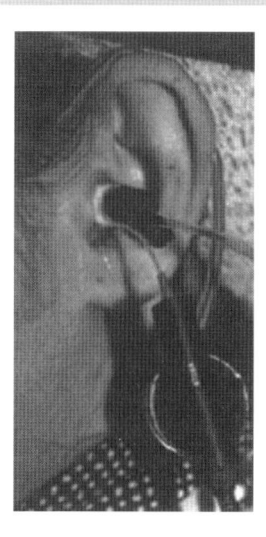

Fig. 4.1 Configuração de orelha real para medida do loudness discomfort levels (LDLs) em dB NA e dB NPS utilizando um fone de inserção.

que o paciente julgue o sinal de tom puro como "alto, mas OK" seja determinado de forma confiável. Estes níveis são registrados como os LDLs medidos, ambos em dB NA, o nível no dial do audiômetro, e dB NPS, o nível gravado no microfone da sonda. A **Tabela 4.1** fornece as âncoras categóricas para escalonamento do loudness que são fornecidas ao paciente durante o teste do LDL.

O LDL do paciente é utilizado na AdPA para verificar se a saída da prótese auditiva não excede o LDL medido. Isto é confirmado pela comparação entre a saída da prótese auditiva com uma varredura de tons puros de 90 dB NPS, conhecido como **resposta de saturação da orelha real** ($RSOR_{90}$), aos níveis medidos do LDL do paciente. Esta medida será discutida com mais detalhes na seção sobre medidas da orelha real (MORs). Infelizmente, muitos audiologistas utilizam com muita frequência transformações médias para predizer os dados do LDL na programação de próteses auditivas. A preocupação com a utilização de LDLs previstos é que a variabilidade interpessoal do LDL é tão grande quanto 35 a 40 dB (Elberling, 1999), e, como um resultado, a saída máxima das próteses auditivas pode exceder o LDL do paciente, sendo mais provável que o paciente rejeite a prótese auditiva. Entretanto, a saída máxima (ou teto) de uma prótese auditiva pode também estar muito abaixo do LDL do paciente, o que pode resultar em um aumento na distorção. Por estas razões, é importante não apenas medir o LDL individu-

Tabela 4.1 Escala Categórica de Loudness Utilizada durante a Medida do Loudness Discomfort Level

7. Desconfortavelmente alto
6. Alto, mas OK
5. Confortável, mas ligeiramente alto
4. Confortável
3. Confortável, mas ligeiramente baixo
2. Baixo
1. Muito baixo
0. Não consigo ouvir nada

almente, mas também verificar se a saída máxima de orelha real da prótese auditiva se aproxima do LDL do paciente.

▪ Quais os Tipos de Próteses Auditivas Disponíveis?

Quando dizemos tipo de prótese auditiva, referimo-nos ao tamanho ou ao aspecto físico das mesmas, que podem ser divididas em duas categorias básicas: intra e retroauriculares (**Fig. 4.2**). As próteses auditivas **intra-auriculares** (**IA**) são customizadas para a orelha de cada paciente e variam em tamanho (maior a menor) desde a intra-auricular tradicional até a **intracanal** (**IC**) e a **microcanal** (**MC**). Nas próteses auditivas customizadas, todas as partes eletrônicas são acondicionadas na concha customizada da prótese auditiva que são posicionadas no conduto auditivo externo e/ou na concha do pavilhão auricular. As próteses customizadas são tipicamente de fácil inserção e remoção, podendo apresentar controles manuais, como botões de programação e controle de volume. Entretanto, em razão do fato de os equipamentos eletrônicos das próteses customizadas se localizarem em uma concha profundamente inserida no conduto auditivo, estas próteses estão sujeitas a reparos causados por questões relacionadas com o cerume e infiltração de umidade na prótese auditiva. Adicionalmente, a quantidade de ganho disponível nas próteses auditivas customizadas é limitada graças a problemas de retorno *(feedback)*.

As próteses auditivas **retroauriculares** (**RA**) não são customizadas e variam na forma com que são acopladas à orelha e na localização do receptor (receiver) ou do alto-falante. As próteses retroauriculares convencionais são acopladas à orelha através de moldes auriculares customizados ou de um tubo fino, com domo de tamanho único de estoque. Adicionalmente, o alto-falante (ou seja, receptor) pode estar localizado na própria

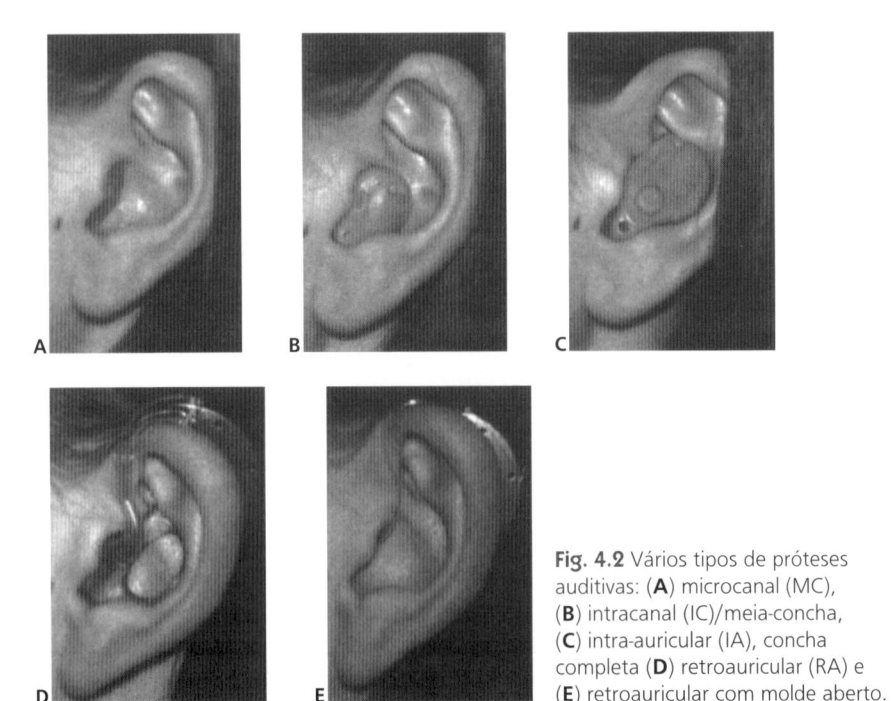

Fig. 4.2 Vários tipos de próteses auditivas: (**A**) microcanal (MC), (**B**) intracanal (IC)/meia-concha, (**C**) intra-auricular (IA), concha completa (**D**) retroauricular (RA) e (**E**) retroauricular com molde aberto.

prótese auditiva ou pode estar conectado a um fio delgado, posicionado profundamente no conduto auditivo. Geralmente, as próteses RA são menos propensas do que as IAs a necessitar de reparos resultantes de questões relativas à umidade e/ou cerume. Adicionalmente, as próteses RAs são geralmente capazes de acomodar uma larga faixa de frequências (de perdas auditivas discretas a profundas), são menos propensas a problemas relacionados com o *feedback* e possuem baterias de duração mais longa do que as próteses RAs.

As **próteses auditivas com molde aberto** são próteses auditivas RAs que são acopladas à orelha por um tubo ou fio delgado e um domo padrão ou molde auricular customizado, não oclusivos, ou abertos. Esta opção de adaptação é mais apropriada para pacientes com audição relativamente normal nas baixas frequências (250 a 1.000 Hz) e perda auditiva primariamente de altas frequências (> 1.000 Hz); assim, os sons de baixa frequência entram e saem naturalmente do conduto auditivo aberto, e a amplificação é realizada somente nas frequências médias e/ou agudas, aonde necessário. Quando o conduto auditivo aberto é completamente bloqueado por um molde auricular ou prótese customizada, o som conduzido pelo osso é amplificado no espaço do conduto auditivo entre a ponta do molde auricular/prótese auditiva até a membrana timpânica em até cerca de 30 dB nas frequências baixas (Revit, 1992). Este fenômeno é conhecido como **efeito da oclusão (EO)** e resulta na percepção pelo paciente de que eles estão falando como se estivessem dentro de um barril. As próteses auditivas com molde aberto ajudam minimizar e, eventualmente, eliminar o EO. Em geral, existem dois tipos de RA com molde aberto, o **receptor-na-prótese (RITA, receiver-in-the-aid)** e o **receptor-na-orelha (RITE, receiver-in-the-ear)**. Uma RA com molde aberto RITA (**Fig. 4.3A**) tem todos os seus componentes elétricos acondicionados na caixa atrás da orelha, sendo acoplada à orelha por um tubo e um domo aberto. Uma RA com molde aberto RITE (**Fig. 4.3B**) possui o microfone e o processador localizados na caixa atrás da orelha, mas o receptor está localizado no conduto auditivo, sendo acoplado à orelha por um fio receptor delgado acondicionado em um tubo plástico delgado. De forma similar a instrumentos de audição customizados, a RA com molde aberto RITE é bem mais propensa a necessitar de reparos graças a cerume e/ou infiltração de umidade para o interior do receptor do que a RA com molde aberto RITA.

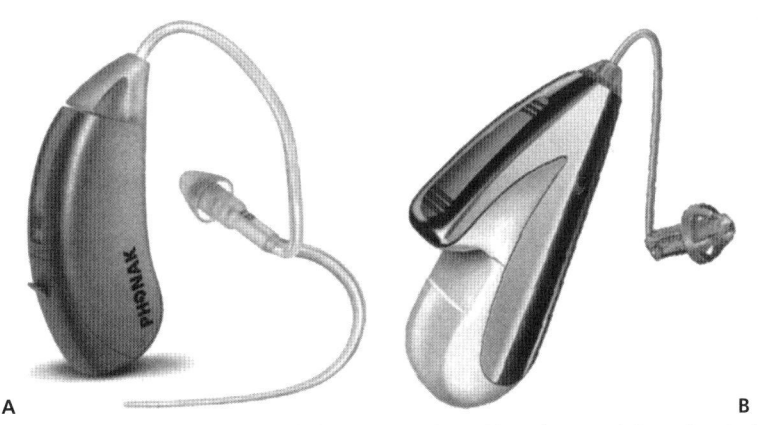

Fig. 4.3 Próteses RA com molde aberto (**A**) receiver-in-the-aid (RITA) *versus* (**B**) receiver-in-the-ear (RITE). (Fotos cortesia de Phonak. De Phonak Hearing Systems (2009). *Image resources*. Acessada em 20 de Abril de 2009 de http://www.phonakpro.com/_marketingservices/mktserv_ imageresources_digitalbionics.html)

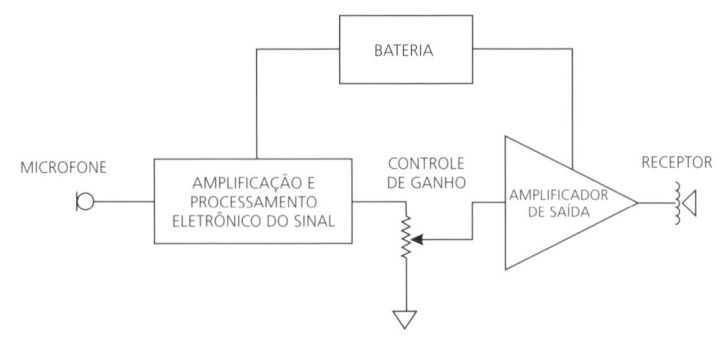

Fig. 4.4 Diagrama esquemático mostrando o processamento básico do som em uma prótese auditiva. (De Agnew, J. (2002). Amplifiers and circuit algorithms for contemporary hearing aids. In M. Valente (Ed.). *Hearing aids: Standards, options, and limitations.* 2nd ed. (pp. 101-142). New York: Thieme Medical Publishers, Inc.)

■ Como É o Processamento Básico de Som de uma Prótese Auditiva?

As próteses auditivas modernas consistem em alguns dos mais avançados processadores de sinal digital disponíveis; entretanto, o processamento básico do som de uma prótese auditiva permanece o mesmo do que era no passado. Todas as próteses auditivas, analógicas ou digitais, consistem em algumas poucas partes básicas que permitem que o processamento sonoro ocorra: um **microfone** (ou microfones), um **amplificador** e um **receptor** (ou alto-falante). O microfone converte a energia acústica em energia elétrica, o amplificador amplifica o sinal eletrônico, e o receptor converte o sinal elétrico novamente em um sinal acústico. Em uma prótese auditiva digital, o som é captado por um ou mais microfones, e o sinal sonoro é filtrado por um conversor analógico-digital (AD). A partir deste ponto, o código binário é enviado a um amplificador, em que ocorrem múltiplos estágios de processamento sonoro, e a um conversor digital-analógico (DA). Finalmente, o som amplificado é liberado no conduto auditivo do paciente pelo receptor ou alto-falante. A **Fig. 4.4** demonstra o processamento sonoro básico descrito anteriormente. O processamento sonoro avançado que ocorre no estágio da amplificação, incluindo a redução de ruído e tratamento do *feedback,* é discutido nas seções que se seguem.

■ Que São Microfones Direcionais e Como Eles Funcionam?

A maior queixa dos pacientes com perda auditiva é uma maior dificuldade em compreender a fala na presença de ruído de fundo. Várias vezes, os pacientes relatam terem um bom desempenho em situações em que ouvem em ambientes silenciosos, mas não conseguem entender a fala, quando ruídos estão presentes. Além disso, no passado, e em algum grau no presente, pacientes com próteses auditivas relatam bom desempenho com suas próteses auditivas em ambientes silenciosos, mas não tão bom no ruído. As próteses auditivas com dois ou mais microfones ajudam a resolver as queixas de dificuldades com ruído de fundo através da redução do nível de ruído atrás e/ou dos lados do ouvinte, fornecendo, portanto, a maior amplificação para sons em frente ao alto-falante dessa forma, a prótese auditiva tenta tornar a fala mais audível na presença de ruído de fundo. Tal sistema, conhecido como **microfone direcional**, aumenta a **relação sinal-ruído (RSR)**. Quando a prótese auditiva é equipada com um único microfone ou quando somente o microfone frontal de um sistema de microfone direcional é ativado (conhecido como **omnidirecional**), então o microfone é igualmente sensível a sons por toda a volta do paciente.

Os microfones direcionais apresentam diferentes padrões de polaridade, que determinam o grau de azimute em que a prótese auditiva fornece a maior (nódulo) e menor (nula) quantidade de amplificação. A **Fig. 4.5** ilustra uma variedade de **padrões de polaridade**, incluindo a cardioide, bidirecional, hipercardioide e supercardioide. Por exemplo, um sistema de microfone direcional com padrão de polaridade bidirecional (**Fig. 4.5B**) forneceria maior amplificação na frente e atrás do ouvinte, com muito pouca amplificação fornecida para sons que incidem diretamente sobre os lados do ouvinte (em azimutes de 90° e 270°).

Os primeiros modelos de sistemas de microfone direcional requeriam que o paciente selecionasse manualmente se a prótese auditiva iria funcionar em modo omnidirecional ou direcional. O paciente era aconselhado a deixar a prótese auditiva em modo omnidirecional em ambientes silenciosos e trocá-la para modo direcional em situações

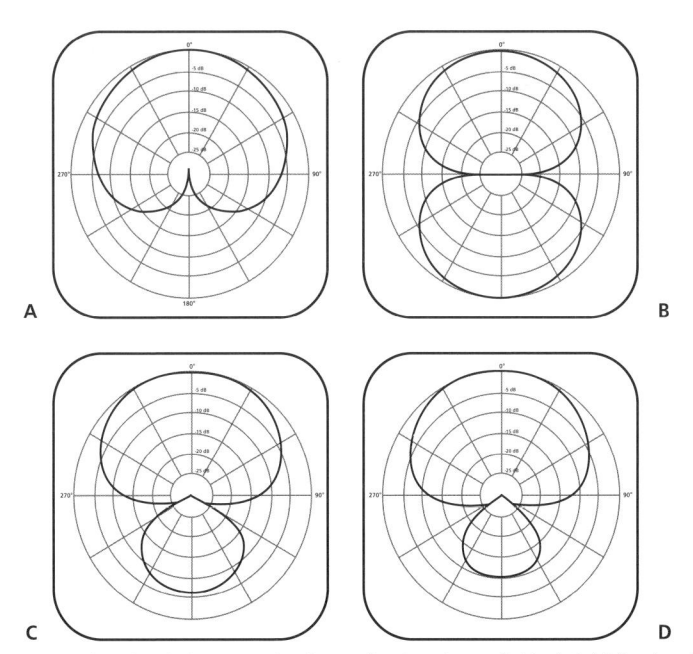

Fig. 4.5 Esquemas de polaridade para microfones direcionais: cardioide (**A**), bidirecional (**B**), hipercardioide (**C**) e supercardioide (**D**). (Gráficos vetoriais criados pelo usuário Galak 76 para a Wikipedia Commons. A permissão para reprodução da imagem é fornecida pela licença da Creative Commons. Estas imagens aparecem em seu contexto original no tópico Microphone Polar Patterns, da Wikipedia: Microphone. Acessada em 15 de abril de 2010 de: http://en.wikipedia.org/wiki/Microphone.)

ruidosas. Adicionalmente, os primeiros sistemas de microfones direcionais eram programados com um padrão de polaridade único, *fixo*. Com os avanços da tecnologia, os sistemas de microfone direcional podem ser agora *automáticos* e *adaptativos*. Isto significa que a prótese auditiva detecta automaticamente a presença de ruído e ativa o microfone direcional, e que o padrão de polarização do microfone direcional se adapta ou muda com base na localização e características do ruído detectado pela prótese auditiva. Adicionalmente, as próteses auditivas variam no número de **canais de frequência** que elas possuem. Para cada canal de frequência de uma prótese auditiva é designada uma largura de banda específica, e cada canal controla as características de compressão da prótese auditiva (a compressão permite que todos os sons se adaptem à faixa dinâmica do usuário, ou seja, ela espreme ou comprime o sinal da fala de forma que todos os sons possam ser ouvidos). É útil pensar nos canais das próteses auditivas como teclas de um piano ou "sliders" de um equalizador. Importante: muitas próteses auditivas digitais de hoje com múltiplos canais de processamento de sinal têm um melhor desempenho com ruído de fundo, pois o padrão de polaridade pode variar em cada canal e irá mudar continuamente no interior de cada canal, fundamentado no sinal de entrada. Tal sistema de microfone direcional é conhecido como de *direcionalidade automática adaptativa multicanal*, sendo o mais avançado sistema de microfone direcional até hoje desenvolvido.

■ Que É a Redução de Ruído?

As próteses auditivas analisam constantemente o ambiente auditivo em uma tentativa de fornecer a maior amplificação para a fala ou conversação. A fala é um sinal modulado, que varia constantemente seu conteúdo de intensidade e frequência, enquanto o ruído é tipicamente um sinal de estado estável, banda larga (p. ex., ruído de restaurante) ou um aumento muito súbito e breve de intensidade (p. ex., uma porta batendo). Caso as próteses auditivas detectem um sinal de estado-estável, ou o que ela acredite ser um ruído de impacto, a prótese auditiva irá reduzir o ganho na região(ões) da(s) frequência(s) contida(s) no ruído. A maioria das próteses auditivas digitais de hoje fornece algum tipo de **redução de ruído**; entretanto, a capacidade de a prótese auditiva reduzir o ruído enquanto mantém o ganho disponível da prótese auditiva varia largamente, dependendo da tecnologia empregada em cada prótese auditiva. De forma distinta a dos microfones direcionais, a função de redução do ruído das próteses auditivas *não* melhora a RSR. A redução de ruído simplesmente melhora o conforto no ruído através da redução do ganho da prótese auditiva em situações ruidosas.

■ Que É o Tratamento do *Feedback*?

O *feedback* (retorno), ou assovio incômodo produzido pelas próteses auditivas, ocorre quando o som amplificado que sai do receptor ou alto-falante da prótese auditiva é reamplificado pela prótese auditiva quando ele entra pelo microfone. Causas comuns de *feedback* nas próteses auditivas incluem uma má adaptação da prótese auditiva ou do molde auricular, cerume na prótese auditiva/molde auricular ou no conduto auditivo externo ou um problema mecânico. Alguns métodos para reduzir o *feedback*, incluindo o fechamento da ventilação, a confecção de uma prótese auditiva/molde auricular mais justo, a redução do ganho através do *software* de programação ou a redução do ganho manualmente pelo controle de volume, são frequentemente efetivos; entretanto, caso o ganho da prótese auditiva tenha que ser reduzido, o ouvinte estará sacrificando a audibilidade. A maioria das próteses auditivas digitais modernas incorpora, atualmente, o *software* de cancelamento do *feedback* que elimina virtualmente o *feedback* antes que ele seja audível para o usuário da prótese auditiva ou para o parceiro de comunicação. A maioria dos **sistemas de cancelamento de *feedback*** funciona através da detecção do *feedback* e geração de um sinal de igual frequência e intensidade em relação ao *feedback*, mas em fase inversa para cancelar o mesmo. O maior benefício desta tecnologia de redução do *feedback* é que a quantidade de ganho utilizável disponível para o usuário da prótese auditiva não é sacrificada no grau em que era no passado. Isso é especialmente verdadeiro para as próteses auditivas com múltiplos canais de processamento sonoro, como discutido na seção anterior, sobre microfones direcionais, uma vez que a audibilidade dos sons nos canais de frequência em que o *feedback* não existe é completamente mantida.

■ Qual É a Melhor – Amplificação Monoaural ou Binaural?

Para pacientes com perda auditiva bilateral simétrica e IRFs similares, a amplificação bilateral é altamente recomendada. O *input* para ambas as orelhas permite uma melhor localização, somação binaural e "squelch" binaural, como discutido no Capítulo 1 deste texto. Quando o ouvinte utiliza somente uma das orelhas ou quando uma orelha é significativamente melhor do que a outra, a capacidade do ouvinte utilizar pistas de **localização** é significativamente reduzida. Adicionalmente, a audição monoaural necessita de uma melhor RSR (o nível do sinal em relação ao nível do ruído) para uma comunicação efetiva, uma vez que as vantagens da somação e do *squelch* binaurais não estão disponíveis. A **somação binaural** se refere ao aumento percebido do *loudness* ao se ouvir um som com ambas as orelhas (ou sensibilidade auditiva aproximadamente igual) em relação a uma única orelha. Quando a intensidade do som se encontra próxima ao limiar auditivo do ouvinte (0 dB NS), a vantagem binaural é de cerca de 3 dB, enquanto para sons acima de ou iguais a 35 dB acima do limiar (35 dB NS), a vantagem binaural é de cerca de 6 dB (Gelfand, 2004). Como resultado, pacientes com amplificação bilateral apresentam audibilidade aumentada com menor ganho, o que resulta em menor *feedback* acústico e maior reserva de ganho das próteses auditivas.

O *squelch* **binaural** se refere à capacidade do ouvinte somente ouvir a fonte sonora de interesse, quando fontes sonoras adicionais estão presentes. A audição com ruído de fundo é difícil tanto para ouvintes normais, quanto para ouvintes com perda auditiva, e a dificuldade de audição em ambientes ruidosos é uma das queixas mais frequentes entre os usuários de próteses auditivas. Como resultado, é recomendável que indivíduos com perdas auditivas bilaterais prefiram amplificação binaural para obter as vantagens do *squelch* binaural. Ocasionalmente, um paciente com perda auditiva bilateral e capacidade de reconhecimento das palavras assimétricas irá se beneficiar mais de uma adaptação de prótese monoaural na orelha com melhora na IRF; entretanto, uma vez que é difícil predizer quais indivíduos irão se beneficiar mais de uma prótese monoaural, é de boa prática recomendar um período de testes com amplificação bilateral. Durante o período de testes, o paciente pode testar uma ou ambas as próteses auditivas de cada vez, para decidir se prefere a amplificação monoaural ou binaural. Na experiência do autor, ao utilizar esta estratégia, cerca de 85% dos pacientes preferem a amplificação bilateral, enquanto 15% preferem a amplificação monoaural.

Quais São as Opções Disponíveis de Próteses Auditivas para Perdas Auditivas Unilaterais?

Várias opções de próteses auditivas estão disponíveis para pacientes com **perda auditiva unilateral (PAU)**, que é muitas vezes denominada surdez unilateral (SU). Estas opções incluem: prótese auditiva ancorada em osso (bone anchored hearing aid, BAHA); prótese CROS (contralateral routing of the signal) transcraniana; TransEar e a CROS tradicional. O **BAHA** (**Fig. 4.6A**) é um aparelho que é acoplado a um parafuso e rosca de titânio, cirurgicamente implantados na mastoide da orelha "morta", e utiliza a condução óssea (CO) para transmitir os sons da orelha com perda auditiva para a orelha com limiares CO normais (limiares CO ≤ 20 dB NA entre 500 a 3.000 Hz). A **CROS transcraniana** utiliza uma potente prótese auditiva por condução aérea para transmitir o sinal amplificado da orelha ruim para a cóclea da orelha sadia. Esta adaptação necessita de uma prótese potente com excelente redução de *feedback* e um molde auricular ou concha da prótese auditiva justo, profundamente adaptado, para sobrepor a atenuação interaural do crânio. A **TransEar** (Ear Technology, Johnson City, TN, **Fig. 4.6B**) é uma prótese auditiva digital retroauricular que se conecta a uma concha intracanal customizada que acondiciona um vibrador ósseo, permitindo que os sons que atingem a orelha ruim sejam transmitidos à orelha interna da orelha sadia via CO. Uma adaptação **CROS** tradicional sem fio (**Fig. 4.6C**) envolve a utilização de um microfone transmissor FM na orelha ruim que envia o som da orelha ruim para um receptor FM na orelha sadia, seja por conexão sem fio *(wireless)* ou através de um fio inserido em cada peça auricular. Embora esta opção seja comumente a primeira recomendação de muitos audiologistas, ela não é a opção mais benéfica para a PAU, uma vez que a adaptação CROS pode resultar em interferências do ambiente e distorção aumentada.

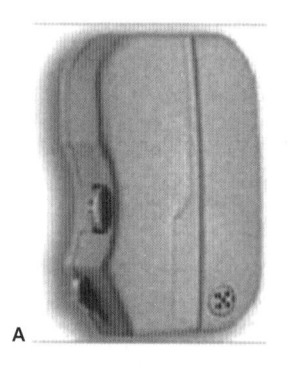

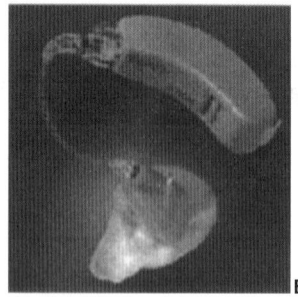

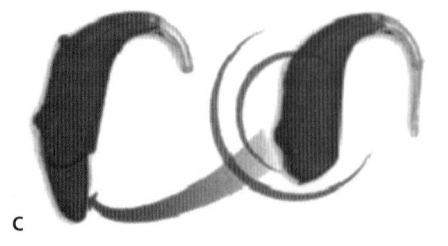

Fig. 4.6 Três opções de aparelhos para perdas auditivas unilaterais: (**A**) BAHA, (**B**) prótese auditiva TransEar de condução óssea, e (**C**) sistema CROS sem fio, consistindo em um transmissor e receptor FM.

AMPLIFICAÇÃO

As diretrizes do FDA recomendam que a média em tons puros por CO (de 500 a 3.000 Hz) na orelha normal seja de 20 dB NA, ou melhor, para uma maior possibilidade de sucesso com a adaptação do BAHA na SU. Não existem diretrizes do FDA para as opções de TransEar e CROS discutidas anteriormente; entretanto, a lógica sugeriria que a diretriz de limiares de CO de 20 dB, ou melhor, também poderia ser utilizada nestas adaptações, uma vez que o modo de transmissão (condução óssea) seja similar para cada uma delas.

■ Quais as Opções de Tipos de Molde Auricular, Tubos e Ventilação?

Moldes auriculares são moldes customizados das orelhas dos pacientes que acoplam as próteses RA às orelhas. O tipo ou tamanho do molde auricular varia desde um molde em concha completa, que preenche toda a concha, até um molde auricular bastante aberto, tipo "esqueleto", que é utilizado para estabilizar uma RA de molde aberto na orelha. Geralmente, quanto mais severa a perda auditiva, maior o molde auricular necessário para permitir um melhor selamento, o que permite um ganho adequado sem *feedback*. A **Fig. 4.7** fornece exemplos de vários tipos de moldes auriculares, incluindo uma concha completa, esqueleto, meia concha e molde auricular de canal.

Tubos de plástico são necessários para acoplar o molde auricular customizado às próteses auditivas RA. O diâmetro interno, comprimento e espessura do tubo do molde auricular varia e pode mudar a resposta frequencial gerada pela prótese auditiva, o que permite uma melhor customização da prótese auditiva à perda auditiva do paciente. Por exemplo, um tubo Libby Horn de 3 mm aumenta em diâmetro interno ao longo do comprimento do tubo, de 1,93 para 3 mm. Esta variação do diâmetro fornece um aumento nas altas frequências, quando comparado a um tubo que mantém o mesmo diâmetro interno por todo o seu comprimento (ou seja, tubo tamanho padrão n° 13 = 1,93 mm). Adicionalmente, um adaptador de fluxo contínuo (AFC) é um cotovelo filtrado especial entre o tubo do molde auricular e o próprio molde, que pode ser utilizado para filtrar o som amplificado para melhor atender aos objetivos prescritos para a perda auditiva do paciente.

Ventilação se refere ao canal aberto ao fluxo de ar que corre por toda a extensão de um molde auricular ou de uma prótese auditiva. A ventilação permite a aeração do conduto auditivo e fornece vários graus de alívio contra o EO. Tipos de ventilação incluem a paralela, a intercessora e a "trench". Uma ventilação paralela se estende por toda a extensão do molde auricular/prótese auditiva customizada, sendo paralela ao canal sonoro,

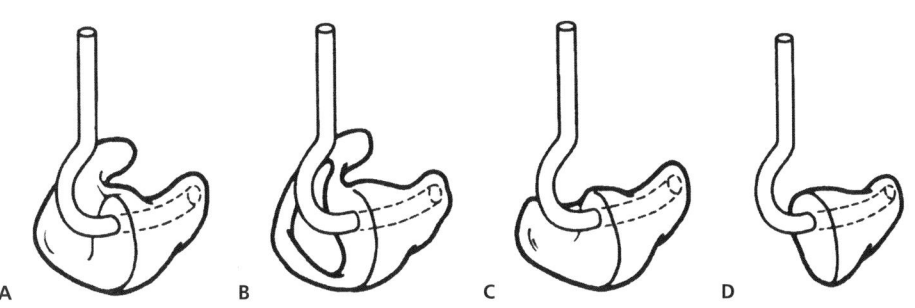

Fig. 4.7 Vários tipos de molde auricular: (**A**) concha completa, (**B**) esqueleto, (**C**) meia-concha e (**D**) canal. (De Microsonic, Inc., com permissão.)

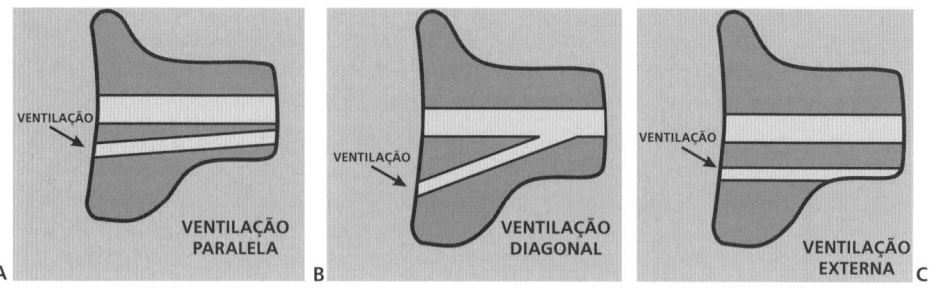

Fig. 4.8 Opções de ventilação: ventilação (**A**) paralela, (**B**) diagonal (intercessora), e (**C**) *trench*. (De Microsonic, Inc. (2006). *Custom earmold manual*, 8th ed., Ambridge, PA: Microsonic, Inc.)

uma ventilação intercessora intersecciona o canal sonoro, e uma ventilação *trench* se estende ao longo de toda a extensão do molde auricular/prótese auditiva customizada, mas por fora do molde auricular/prótese. A **Fig. 4.8** ilustra os tipos de ventilação descritos anteriormente. O comprimento e o diâmetro da ventilação são importantes para a quantidade de ganho em frequências baixas e médias fornecida pela prótese auditiva. Em geral, quanto mais ganho em baixas frequências for necessário, menor deve ser a ventilação; entretanto, mesmo um paciente com uma perda auditiva muito severa deve receber ventilação (ou seja, ventilação por pressão) no(s) seu(s) molde(s) auricular(es) para conforto e redução do EO.

▪ Que São as Medidas de Acoplamento e Por Que Elas São Importantes?

É impossível confirmar que uma prótese auditiva funciona adequadamente simplesmente a ouvindo. Como resultado, é imperativo que **medidas eletroacústicas** sejam realizadas, para garantir que as próteses auditivas (novas e reparadas) atendam às especificações técnicas e aos padrões ANSI S3.42-1992 (American National Standards Institute, 1992), e S3.22-2003 (American National Standard Institute, 2003). Tais medidas são realizadas em uma câmara de testes padronizada após o recebimento de uma prótese auditiva nova ou reparada do fabricante e a cada consulta de reavaliação da prótese auditiva, que deve ser realizada ao menos anualmente. Os sistemas de teste de próteses auditivas consistem em uma câmara sonora que inclui um ou mais alto-falantes, para a geração de sinais de testes padronizados (tons puros, sinais com espectro de fala – "com espectro de fala", fala real), vários acopladores de próteses auditivas, que se aproximam do volume médio do conduto auditivo externo do adulto (2 cc), e um microfone para gravação da resposta da prótese auditiva aos vários sinais de *input*. A **Fig. 4.9** demonstra uma prótese auditiva RA (A) e IC (B) conectada a um acoplador de 2 cc na caixa de teste para avaliação eletroacústica.

Duas medidas de acoplamento comumente realizadas são aquelas que estão em conformidade com os seguintes padrões ANSI: **S3.42-1992** e **S3.22-2003**. A análise eletroacústica que utiliza o ANSI S3.42-1992 é útil para determinar se uma prótese auditiva apresenta processamento de sinal linear ou não linear e se uma distorção de intermodulação excessiva (DIM) está presente. A **Fig. 4.10** ilustra a família de curvas de resposta frequencial para os níveis de *input* de um sinal com espectro de fala apresentado em 50, 60, 70, 80 e 90 dB NPS que é gerado por uma medida de acoplador ANSI S3.42-1992. Como ilustra-

AMPLIFICAÇÃO

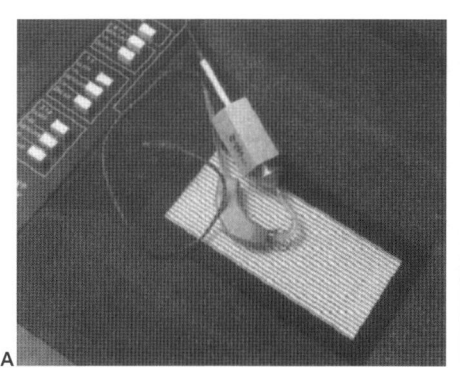

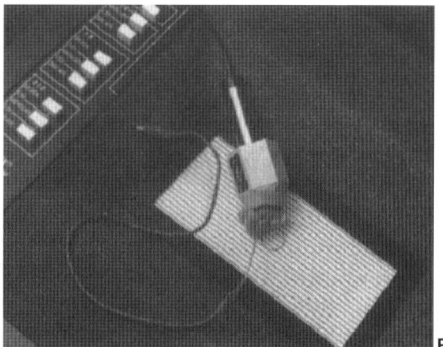

Fig. 4.9 Uma prótese auditiva retroauricular (**A**) conectada a um acoplador HA-2 de 2 cc; e uma prótese auditiva intracanal (**B**) conectada a um acoplador HA-1 de 2 cc, para avaliação eletroacústica.

do na **Fig. 4.10**, as curvas de resposta frequencial *não* se encontram superpostas. Ou seja, o ganho medido abaixo de 2.000 Hz diminui à medida que o sinal de input aumenta de 50 para 90 dB NPS. Note que o ganho permanece o mesmo (linear) na faixa de frequências acima de 2.000 Hz. Caso esta prótese auditiva apresentasse processamento linear do sinal, as cinco curvas de resposta frequencial apareceriam superpostas a cada uma das outras. Sendo assim, pode-se concluir que o ganho varia com os diferentes níveis de *input* e, portanto, trata-se de uma prótese auditiva não linear.

Outra utilização potencial do ANSI S3.42-1992 é na determinação de uma excessiva distorção de intermodulação (DIM) de uma prótese auditiva. Pode ser visto na **Fig.**

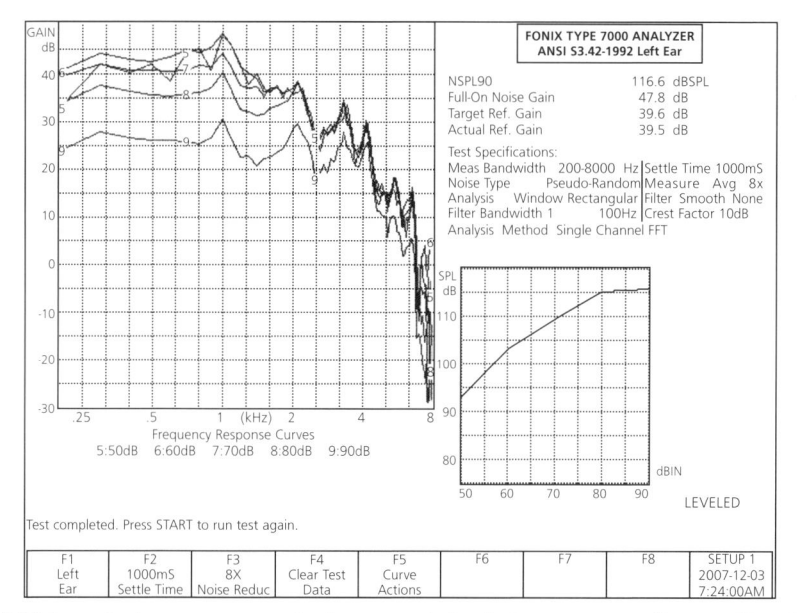

Fig. 4.10 Exemplo de uma mensuração de um acoplador de 2 cc em uma prótese auditiva digital retroauricular para ANSI S3.42-1992. Neste exemplo, o ganho da prótese auditiva é medido com ruídos de banda larga e espectro da fala em vários níveis de *input* (50, 60, 70, 80 e 90 dB NPS).

4.10 que a morfologia, ou forma, da curva de resposta frequencial para o *input* de 90 dB NPS, embora demonstrando menor ganho, possui a mesma forma da curva de resposta frequencial para o sinal de *input* de 50 dB NPS. Caso esta prótese auditiva apresentasse uma DIM excessiva, a resposta do ganho na frequência para os níveis de *input* mais altos apareceria como "serrilhada", ou "entrecortada". Neste caso, a melhor prática seria anexar o relatório impresso ao formulário de reparo do fabricante e explicar que a medida anexada sugere a presença de DIM, e a prótese auditiva deve ser reparada.

O ANSI S3.22-2003 é um teste padronizado que utiliza um sinal de tom puro para medir a *performance* da prótese auditiva em várias programações da prótese auditiva. Os valores medidos obtidos durante uma medida de acoplador ANSI S3.22-2003 incluem o *output* (saída) máximo, a resposta frequencial, o ganho, o nível equivalente de *input* (entrada) de ruído, a distorção harmônica total, a resposta da telebobina, o dreno da bateria e as características de compressão da prótese auditiva. A **Fig. 4.11** ilustra o traçado de respostas frequenciais obtido durante uma medida de acoplador ANSI S3.22-2003. Após completar a avaliação eletroacústica, a resposta de uma prótese auditiva deve ser comparada às especificações do fabricante, para garantir que o paciente receberá/utilizará um produto de qualidade funcionando adequadamente. Esta medida é necessária para próteses auditivas novas e reparadas e deve tornar-se parte dos registros médicos do paciente. Este teste também pode ser completado nas visitas agendadas semestrais ou anuais do paciente, visitas não agendadas, em que o paciente apresenta queixas específicas com relação à *performance* da(s) prótese(s) auditiva(s) e na programação de acompanhamento da AdPA.

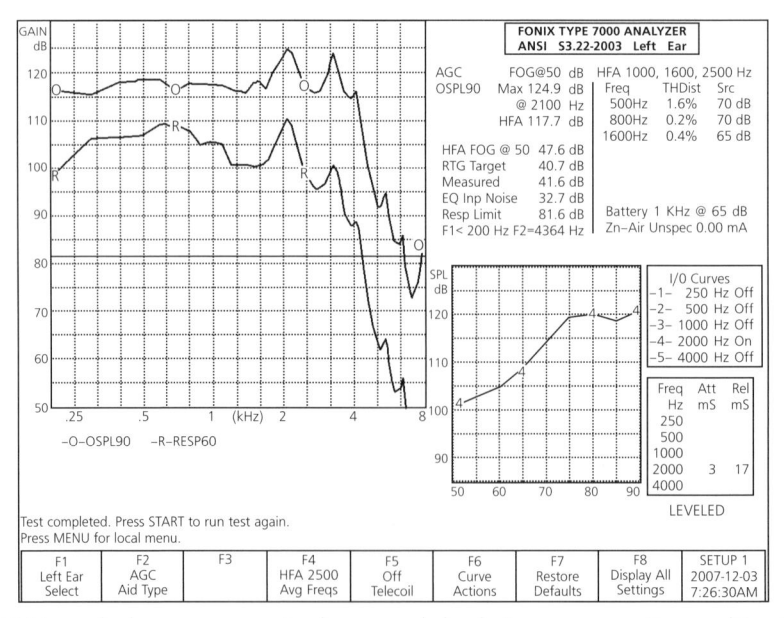

Fig. 4.11 Exemplo de uma mensuração de um acoplador de 2 cc em uma prótese auditiva digital retroauricular para ANSI S3.22-2003. Neste exemplo, o *output* máximo é de 124,9 dB NPS, e o ganho medido é de 41,6 dB. O traçado superior (marcado como "O") é o *output* da prótese auditiva em resposta a uma varredura de tons puros em 90 dB, e o traçado inferior (marcado como "R") é a resposta frequencial da prótese auditiva em resposta a uma varredura de tons puros em 60 dB.

Que São Objetivos Prescritíveis e Como Eles São Utilizados?

A quantidade de ganho (ou *output*) prescrita para uma prótese auditiva em cada frequência não pode ser arbitrariamente auferida. De forma similar aos resultados de um exame oftalmológico para prescrição de óculos ou lentes de contato, os limiares audiométricos de cada paciente (a linha pontilhada denominada "T" na **Fig. 4.12**) resultam em uma "prescrição" ou uma quantidade específica de ganho ou *output* objetivos necessários para melhorar a audição de forma que níveis baixos de *input* (50 dB NPS) sejam audíveis, níveis de input médios (65 dB NPS) sejam confortavelmente altos e níveis de *input* altos (80 a 90 dB NPS) não sejam julgados como desconfortavelmente altos. Embora existam vários métodos prescritivos, dois são mais comumente utilizados pelos audiologistas: o **NAL-NL1** (Dillon, 1999) e o **DSL v5.0** (Scollie *et al.*, 2005). O NAL-NL1, a estratégia de adaptação para processamento de sinal linear e não linear do National Acoustic Laboratories (NAL), tenta maximizar a inteligibilidade da fala ao mesmo tempo em que equaliza o *loudness*. O método DSL v5.0, que significa Desire Sensation Level (Nível de Sensação Desejado), foi originalmente desenvolvido para determinação do ganho prescrito de próteses auditivas em crianças e tenta normalizar o *loudness*. As medidas de verificação da orelha real, que serão discutidas em detalhes na próxima seção, são realizadas para confirmar que o ganho (ou *output*) medido de uma prótese auditiva atende ao objetivo prescritível da perda auditiva do paciente. As linhas ponti-

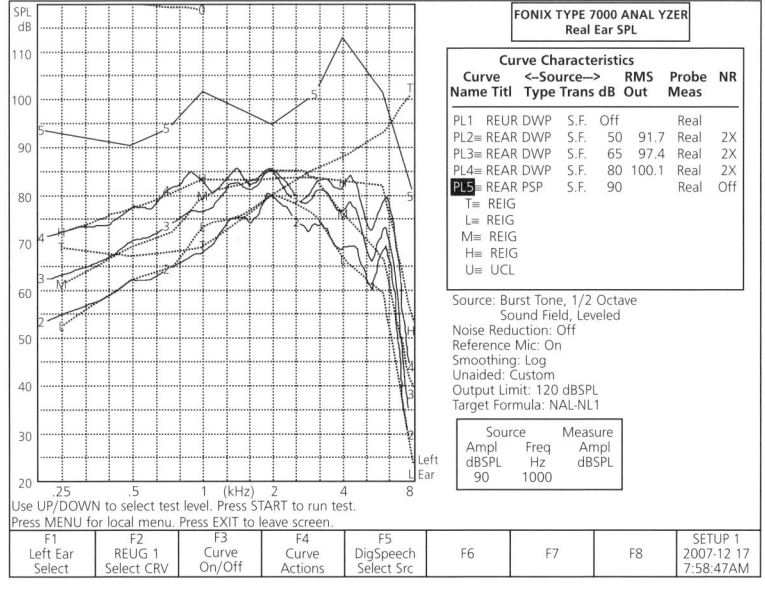

Fig. 4.12 Medidas de orelha real em NPS ilustradas em um NPS-Grama, no qual a Curva 2 = *output* da HA (*hearing aid,* prótese auditiva) para um *input* baixo (50 dB NPS modulado, ruído com espectro de fala), Curva 3 = *output* da HA para um *input* médio (65 dB NPS), Curva 4 = *output* da HA para um *input* alto (80 dB NPS), e Curva 5 = máximo *output* da HA em resposta a uma varredura de tons puros em 90 dB NPS. Trata-se de uma prótese auditiva bem adaptada, uma vez que o nível de *output* para cada nível de *input* se aproxime bastante dos objetivos prescritos para baixo (L), médio (M) e alto (H), e o *output* máximo da prótese auditiva (Curva 5) não excede o LDL (U) medido do paciente, que se encontra quase invisível no topo do NPS-Grama, (T) indica o limiar do paciente.

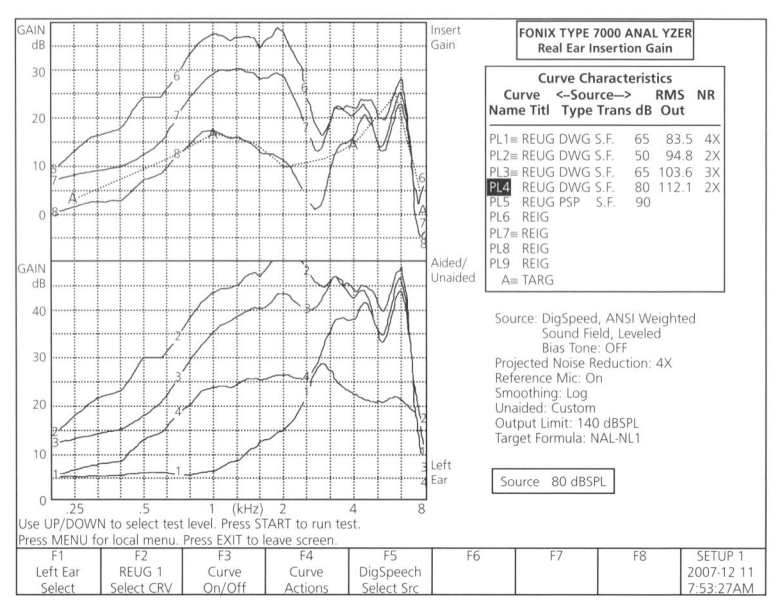

Fig. 4.13 Medida do ganho de inserção da orelha real (REIG, real ear insertion gain) em que Curva 6 = ganho da HA (hearing aid, prótese auditiva) para um *input* baixo (50 dB NPS, ruído modulado, com espectro de fala), Curva 7 = ganho da HA para um *input* médio (65 dB NPS), Curva 8 = ganho da HA para um *input* alto (80 dB NPS), e a linha pontilhada denominada "A" é o objetivo NAL-NL1 para 80 dB. Neste gráfico, é óbvio que se trata de uma prótese auditiva bem adaptada para *inputs* altos, uma vez que o ganho se aproxima bastante do objetivo prescrito para sons altos.

Os objetivos para *inputs* baixos e médios não são salvos no gráfico para medidas REIG no *software* deste sistema; entretanto, foi confirmado que eles atendiam ao objetivo.

lhadas na **Fig. 4.12**, denominadas "L","M" e "H" são os objetivos de *output* do NAL-NL1 para sinais de *input* de 50, 65 e 80 dB NPS, respectivamente, e a linha pontilhada denominada "A" na **Fig. 4.13** é o objetivo de ganho NAL-NL1 para um *input* de 80 dB NPS.

■ Que São as Medidas de Orelha Real e Por Que Elas São Importantes?

De forma similar à forma com que as medidas de acoplador verificam que as próteses auditivas atendem às especificações ANSI, as medidas de orelha real (**MER**) verificam se uma prótese auditiva amplifica apropriadamente os sons no conduto auditivo externo de um paciente. Cada fabricante de próteses auditivas possui *softwares* que determinam o ganho apropriado necessário para atender aos objetivos prescritos com base na perda auditiva do paciente. Entretanto, os fabricantes de próteses auditivas utilizam dados de médias para determinar as características de *output* e ganho máximos das próteses auditivas e, como resultado, a "primeira adaptação" prescrita pelo fabricante irá frequentemente resultar em adaptações inapropriadas das próteses auditivas (p. ex., muito alto, ganho inadequado em altas frequências). Adicionalmente, o tamanho e o formato de cada conduto auditivo externo individualmente implicam em propriedades únicas de ressonância, que influenciam significativamente a forma com que o som sai do receptor da prótese auditiva é realmente amplificado. Em consequência, é imperativo que os MERs sejam realizados

AMPLIFICAÇÃO

na AdPA inicial para garantir que os sons de baixa intensidade (ou seja, 50 dB NPS) sejam baixos, mas audíveis, que os níveis de *input* próximos aos níveis médios da fala (ou seja, 65 dB NPS) sejam confortavelmente altos, e que os sons altos (ou seja, 80 dB NPS) sejam altos, sem nunca exceder o LDL medido do paciente.

As MERs utilizam um microfone em sonda, localizado a cerca de 4 a 6 mm da membrana timpânica, para medir o nível de som amplificado (dB NPS) gerado por uma prótese auditiva. As MERs verificam se os níveis da fala de intensidade baixa (50 dB NPS), média (65 dB NPS) e alta (80 dB NPS) são apropriadamente amplificados pela comparação do ganho e/ou *output* da prótese auditiva com o objetivo prescrito para a perda auditiva do paciente. Embora o *software* fornecido pelos fabricantes de próteses auditivas programe teoricamente cada prótese com base na perda auditiva do paciente para atender a tais objetivos prescritos, ressonâncias individuais do conduto auditivo resultam em variações da resposta verdadeira da prótese auditiva. A configuração do paciente para as MERs consiste no seguinte: um alto-falante posicionado a cerca de 12 polegadas da orelha testada, um microfone de referência posicionado no nível da orelha, que confirma se o nível do som que chega à orelha a partir do alto-falante é acurado, e um microfone em sonda posicionado no conduto auditivo, de forma que a ponta do tubo da sonda esteja a cerca de 4 a 6 mm da membrana timpânica. A **Fig. 4.14** ilustra a configuração da MER.

Os testes de orelha real mais frequentemente realizados são as medidas do **ganho de inserção da orelha real (REIG, real ear insertion gain)** e a **NPS da orelha real** (também conhecido como resposta com prótese da orelha real, ou "real ear aided response, REAR"). As medidas REIG subtraem a ressonância do conduto auditivo, nomeada ganho sem prótese da orelha real, ou "real ear unaided gain" (REUG) do ganho com

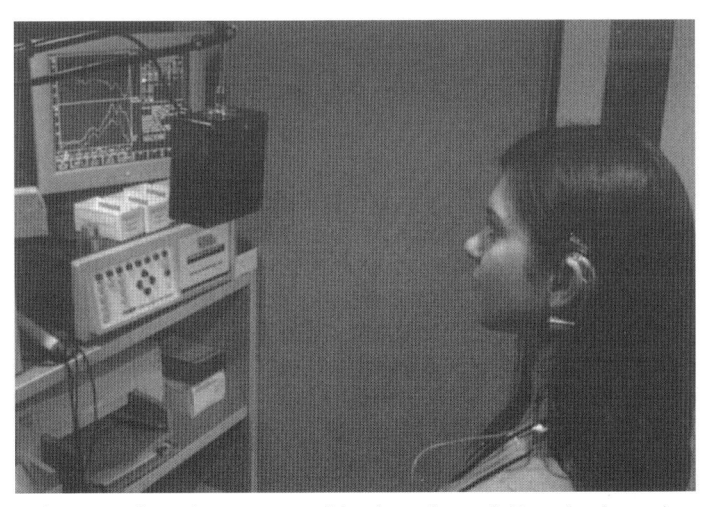

Fig. 4.14 Configuração do paciente para medidas da orelha real. Um tubo de sonda conectado a um microfone é posicionado a cerca de 5 mm da membrana timpânica, de forma que o ganho e/ou *output* da prótese auditiva para vários níveis de *input* possam ser verificados. Níveis baixos (50 dB NPS), médios (65 dB NPS) e altos (80 dB NPS) de sinal com espectro de fala são apresentados via um alto-falante posicionado a cerca de 12 polegadas da orelha. Um microfone de referência posicionado no topo da orelha garante que o nível de *input* que sai do alto-falante permaneça constante.

prótese da orelha real, ou "real ear aided gain (REAG)" da prótese auditiva. Sendo assim, REIG = REAG-REUG. A **Fig. 4.13** ilustra as medidas do REIG. As medidas NPS da orelha real obtêm os *outputs* da prótese auditiva em dB NPS; portanto, uma medida sem prótese da ressonância do conduto auditivo não é necessária. A **Fig. 4.12** ilustra medidas NPS de orelha real no que é comumente denominado NPS-Grama. Como o audiologista realiza a MOR em cada nível de *input,* ajustamentos finos são realizados na(s) prótese(s) auditiva(s) para que elas se aproximem mais ainda do objetivo prescrito. Adicionalmente, a MOR confirma que o *output* máximo da prótese auditiva nunca exceda o LDL medido do paciente, que deve ter sido medido na avaliação da prótese auditiva. Isso é confirmado pela comparação da resposta da prótese auditiva a uma varredura de tons puros de 90 dB NPS, denominado **resposta de saturação da orelha real (real ear saturation response, RESR$_{90}$)**, com o LDL medido do paciente. Por exemplo, na **Fig. 4.12**, a curva RESR$_{90}$ denominada "5" encontra-se bem abaixo do LDL medido do paciente (denominada "U") no topo do gráfico. Adicionalmente, julgamentos subjetivos do *loudness* com prótese devem ser registrados, em que o paciente relata quão alto é um sinal de fala em uma escala de 1 a 7 (**Tabela 4.1**), em que 1 significa "muito baixo" e 7 "desconfortavelmente alto". Em um paciente com prótese(s) auditiva(s) bem adaptada(s), um sinal de fala de 50 dB NPS deve ser classificado de 1 a 3, de 65 dB NPS deve ser classificado de 3 a 5, e de 80 dB NPS deve ser classificado como inferior a 7. Finalmente, é importante verificar se a prótese auditiva com microfones direcionais é de fato direcional, ou se o ganho e/ou *output* da prótese é menor para sons procedentes de trás do ouvinte do que para aqueles que vêm pela frente do ouvinte. Esta medida é chamada razão "front-to-back", sendo ilustrada na **Fig. 4.15**. Infelizmente, cerca de 75-80% dos audiologistas não realizam regularmente as MORs (Kirkwood, 2006). Como consequência, muitos usuários de próteses auditivas obtêm ganhos inadequados, o que reduz a inteligibilidade vocal total e a satisfação com a prótese auditiva.

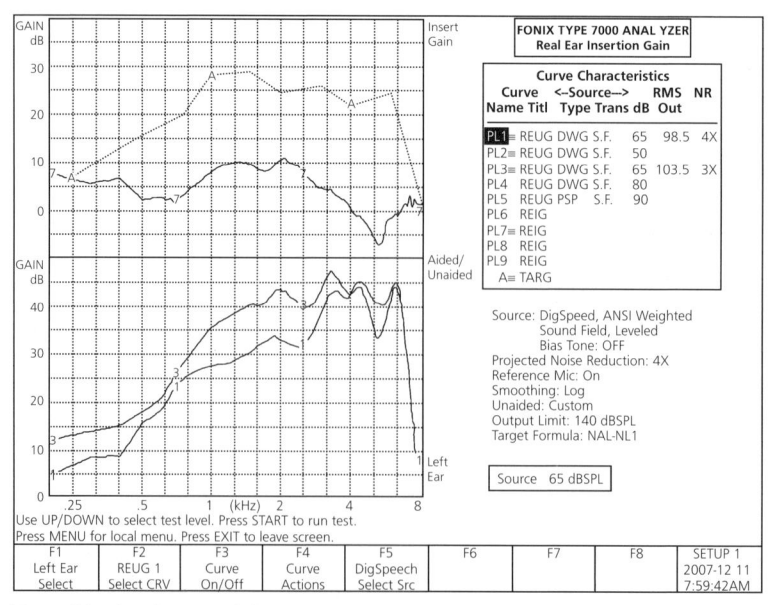

Fig. 4.15 Medida da relação real *front-to-back*.

AMPLIFICAÇÃO

■ Qual a Diferença entre Verificação e Validação?

A **verificação** de próteses auditivas (acoplador, orelha real, limiares com a prótese em campos sonoros, IRFs com a prótese no silêncio e no ruído) é uma medida objetiva da *performance* da prótese auditiva, enquanto a **validação** se refere à avaliação subjetiva do benefício/*performance* da prótese auditiva. A verificação ocorre através da utilização de equipamento especializado para confirmar que as próteses auditivas fornecem ganho adequado para *inputs* de baixa, média e alta intensidades, e que os sons altos não são nunca desconfortavelmente altos. A validação utiliza questionários subjetivos, como a Escala de Melhora Orientada pelo cliente (Client-oriented Improvement Scale, COSI; Dillon, James e Ginis, 1997) e o Perfil Abreviado do Benefício da Prótese Auditiva (Abbreviated Profile of Hearing Aid Benefit, APHAB; Cox e Alexander, 1995), para determinar, de acordo com o paciente, se uma prótese auditiva atende às suas necessidades. Ambas as medidas são importantes na determinação do sucesso da AdPA e devem ser empregadas em todas as AdPA para fornecer ao paciente o mais alto nível de qualidade de cuidados e para determinar a necessidade de programações posteriores da prótese auditiva, aconselhamento e/ou reabilitação auditiva, para proporcionar aos pacientes os maiores benefícios possíveis de suas próteses auditivas.

■ Que É a Tecnologia de Assistência à Audição?

A **tecnologia de assistência à audição (TAA)** consiste em qualquer aparelho, além da prótese auditiva, utilizado para melhorar a comunicação no dia a dia. Aparelhos como telefones amplificados, aparelhos para ouvir a TV, estetoscópios amplificados, sistemas de alertas e sistemas auditivos pessoais de FM ou infravermelho são alguns exemplos de TAAs (**Fig. 4.16**). Tais aparelhos podem ser utilizados em conjunto com a prótese auditivo ou de forma independente. Para pacientes com dificuldades na capacidade de reconhecimento de palavras, os TAAs são frequentemente necessários para uma comunicação bem-sucedida em situações auditivamente adversas, uma vez que a adição de um TAA aumenta a RSR e supera fatores adversos, como ruído de fundo e reverberação.

Quando os aparelhos TAAs são utilizados em conjunto com as próteses auditivas, as próteses auditivas necessitam de uma telebobina ou um receptor FM para captar o sinal de interesse. Por exemplo, um sistema pessoal de FM consiste em um microfone externo (transmissor) e um receptor FM. O transmissor é utilizado dentro de 6 a 12 polegadas da boca do parceiro de comunicação, e o sinal captado pelo microfone de transmissão é apresentado por um sinal de FM (também conhecido como radiofrequência, RF, sinal) à prótese auditiva do paciente. A prótese auditiva do paciente deve possuir um receptor FM conectado ou o paciente deve ter uma telebobina ativa na prótese auditiva, que se trata de uma pequena bobina de cobre que recebe um sinal de áudio através de vazamento magnético a partir de um cordão utilizado em torno do pescoço do paciente. Enquanto uma transmissão FM é bastante clara e permite ao ouvinte se posicionar $\geq 22,86$ m do transmissor, outros aparelhos TAAs apresentam o sinal de interesse às orelhas do paciente através de transmissão infravermelha, que requer uma linha de visão direta para funcionar apropriadamente, podendo ser interrompida, caso a linha de visão seja comprometida pela luz solar ou alguma barreira física. Muitos aparelhos para ouvir TV utilizam transmissão infravermelha, de forma similar a de um controle remoto de televisão.

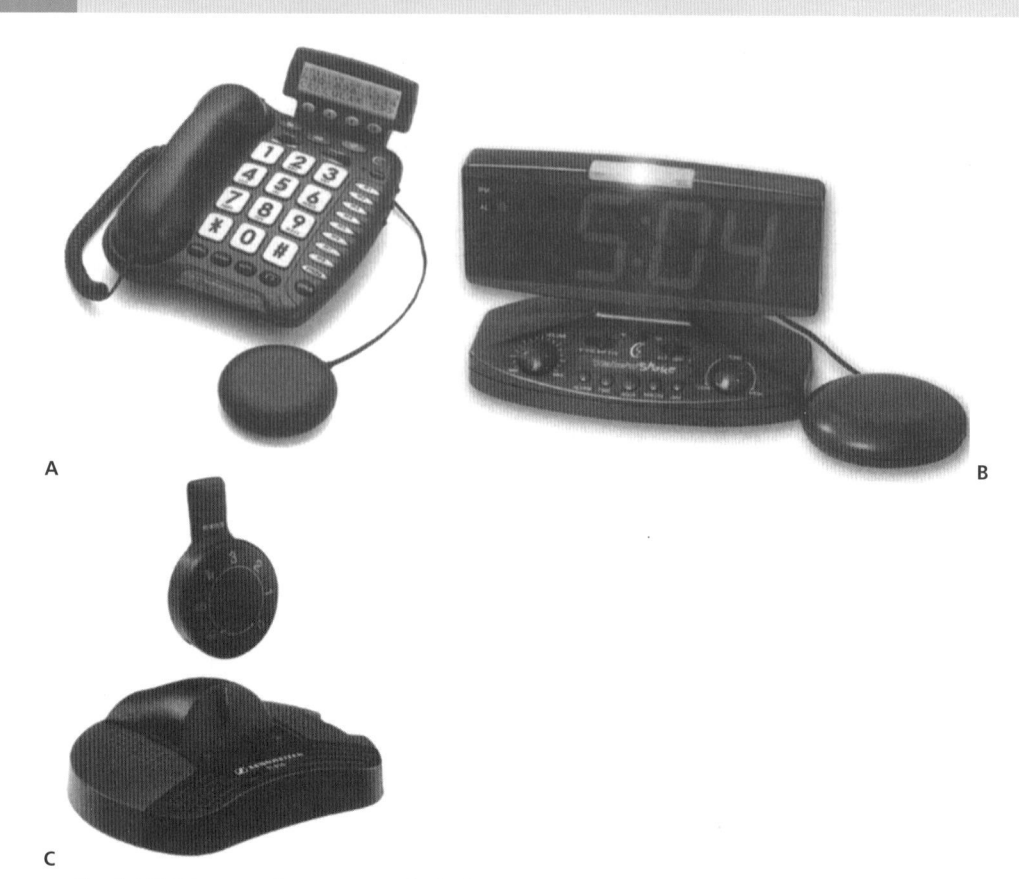

Fig. 4.16 Vários aparelhos com tecnologia de assistência à audição: (**A**) telefone amplificado, (**B**) relógio com alarme amplificado/com vibração e (**C**) aparelho para ouvir TV com infravermelho para ser utilizado com um cordão no pescoço.

Além disso, o uso do telefone é frequentemente difícil para indivíduos com perda auditiva. Telefones amplificados, telefones com legendas e aparelhos TTY/TDD (aparelhos "teletypewriter/telecommunications" para surdos) são opções para pacientes com vários graus de perda auditiva e capacidades de comunicação auditiva/oral. Existem outros aparelhos TAA para melhorar a qualidade de vida de indivíduos com alterações auditivas. Tais aparelhos incluem relógios com alarme, sistemas de campainhas, detectores de fumaça e relógios de pulso com amplificação, luzes piscantes e/ou vibrações são utilizados para alertar o ouvinte com alterações auditivas.

Referências

American National Standards Institute. (1992). *American national standard for testing hearing aids with a broad-band noise signal.* (ANSI S3.42-1992). New York: ANSI.

American National Standards Institute. (2003). *American national standard for specification of hearing aid characteristics.* (ANSI S3.22-2003). New York: ANSI.

Cox, R. M., & Alexander, G. C. (1995, April). The abbreviated profile of hearing aid benefit. *Ear and Hearing,* 16(2), 176-186.

Dillon H. (1999). NAL-NL1: A new procedure for fitting non-linear hearing aids. *Hearing Journal,* 52(4), 10-16.

Dillon, H., James, A., & Ginis, J. (1997). Client oriented scale of improvement (COSI) and its relationship to several other measures of benefit and satisfaction provided by hearing aids. *Journal of the American Academy of Audiology,* 8, 27-43.

Elberling, C. (1999, May). Loudness scaling revisited. Journal *of the American Academy of Audiology,* 10(5), 248-260.

Gelfand, S. A. (2004). *Hearing: An introduction to psychological and physiological acoustics.* 4th ed. New York: Marcel Dekker.

Kirkwood, D. H. (2006). Survey: Dispensers fitted more hearing aids in 2005 at higher prices. *Hearing Journal,* 59(4), 40-50.

Revit, L. J. (1992). Two techniques for dealing with the occlusion effect. *Hearing Instruments,* 43(12), 16-18.

Sandridge, S. A., & Newman, C. W. (2006). Improving the efficiency and accountability of the hearing aid selection process–use of the COAT. Retrieved April 20, 2009 from: http://www.audiologyonline.com/articles/article_detail.asp?article_ id=1541

Scollie, S., Seewald, R., Cornelisse, L, Moodie, S., Bagatto, M., Laurnagaray, D. *et al.* (2005). The desired sensation level multistage input/output algorithm. *Trends in Amplification,* 9(4), 159-197.

U.S. Food and Drug Administration. Code of Federal Regulations, Title 21: Food and Drugs. (Revised April 1, 2007). 21CFR801.421. Washington, DC: Government Printing Office.

Índice Remissivo

Entradas acompanhadas por um *f* ou *t* itálico indicam Figuras e Tabelas, respectivamente.

A

Acoplador
  mensuração do, 87*f*, 88*f*
  prótese auditiva conectada ao, 87*f*
    IC, 87*f*
    RA, 87*f*
Acoplamento
  medidas de, 86
    por que são importantes, 86
Adaptação
  teste de, 50, 51*f*
    resultados do, 51*f*
Agitação
  cefálica, 55
    nistagmo após, 55
Ambiente
  de teste, 14
    ruído no, 14
      máxima amplitude permitida de, 14
Amplificação, 75-94
  acoplamento, 86
    medidas de, 86
  AvPA, 75
  feedback, 82
    tratamento do, 82
  indicação para, 75
    médica, 75
  LDLs, 76, 77*f*
    escala categórica de, 77*t*
    por que é medido, 76
  MER, 90
  microfones direcionais, 80
    como funcionam, 80
  monoaural, 83
    ou binaural, 83
      qual é a melhor, 83
  objetivos prescritíveis, 89
  próteses auditivas, 75, 78, 80
    disponíveis, 78, 84
    para PAU, 84
    indicação de, 75
      avaliação necessária, 75
      papel do otorrinolaringologista, 75

  opções de tipos, 85
    de molde auricular, 85
    de tubos, 85
    de ventilação, 85
  processamento básico de som na, 80
  redução de ruído, 82
  TAA, 93
  verificação, 93
    e validação, 93
      diferença entre, 93
Análise
  sensorial, 48
  gráfico de, 48
Anormalidade(s)
  das sacadas, 53
    como são interpretadas, 53
  de rastreio, 54
ANSI *(American National Standards Institute)*, 12
Aparelho(s)
  com TAA, 94*f*
  com TTY/TDD, 94
APHAB (Perfil Abreviado do Benefício da Prótese Auditiva), 76, 93
Arco
  reflexo, 28*f*
    acústico, 28*f*
    vias do, 28*f*
Atenuação
  interaural, 17*f*
  média, 17*f*
  para testes de CA, 17*f*
Audição
  binaural, 9
    vantagens da, 9
    em relação à monoaural, 9
Audiograma(s)
  como se interpreta, 21
  de sons familiares, 8*f*
  exemplos de, 24*f*
Avaliação
  vestibular, 42-70
    análise sensorial, 48
    gráfico de, 48
    anormalidades, 53, 54

    das sacadas, 53
    de rastreio, 54
  armazenamento, 63
    de velocidade, 63
  cadeira rotatória, 66
    aplicações clínicas, 66
    limitações da, 66
  controle motor, 48, 49*f*, 50*f*
    teste de, 48, 49*f*, 50*f*
  EIFO, 59
    ausência de, 59
  escores, 47
    do centro de estratégias, 47
    do COG, 47
  fixação, 59, 63
    falha da, 59, 63
    na supressão, 63
    ocular, 59
  nistagmo, 54, 55 63
    espontâneo, 54
    pós-agitação cefálica, 55
    semiespontâneo, 55
  PDC, 42, 51, 52
    teste de, 42, 51, 52
  preponderância direcional, 59
  provas calóricas, 57
    anormais, 57
  RVVO, 63
  testes, 50, 51*f*, 55, 60, 62-64, 67-70
    da velocidade em etapas, 62
    da VVSD, 64
    de adaptação, 50, 51*f*
    de posicionamento, 55
    do nistagmo OPK/OPN, 63
    posicionais, 55
    rotacional com cadeira, 60
    VEMP, 67-70
  TOS, 42, 43*f*, 44*f*, 45*f*, 47*f*
    seis condições, 43*f*
  VOG, 52, 59, 60
    achado significativo na, 60
    aplicações clínicas da, 59
    limitações da, 60
AvPA (Avaliação de Próteses Auditivas), 75

ÍNDICE REMISSIVO

B

BAHA (Prótese Auditiva Ancorada em Osso/*Bone Anchored Hearing Aid*), 84
Bing
   teste de, 31

C

CA (Condução Aérea)
   limiares de, 14
      determinados, 14
   teste de, 17
      atenuação interaural para, 17f
      média, 17f
      mascarar para, 17
Cadeira
   rotacional, 60, 61f
      teste com, 60, 61f
         resultado de, 61f
   rotatória, 65f, 66
      aplicações clínicas da, 66
      limitações da, 66
      parede que envolve a, 65f
         estímulo optociético na, 65f
Calibração
   audiométrica, 13f
      equipamentos para, 13f
   de imitanciômetro, 14f
Carhart
   entalhe de, 21
CHAMP (Análise de Hidropsia Coclear)
   mascaramento para, 40
   procedimento de, 40
   tacado, 40f
CO (Condução Óssea)
   limiares de, 14
      determinados, 14
   teste de, 18
      com mascaramento, 18f
      configuração do transdutor, 18f
      mascarar para, 18
COAT (Ferramenta de Características de Amplificação), 76
Cocktail Party, 11
COG (Centro de Gravidade), 44
   escores do, 47
   análise dos, 47
Configuração(ões)
   audiométricas, 22f
Consoante(s)
   espectro de frequências das, 8
   versus das vogais, 8
      no reconhecimento da fala, 8
Controle
   motor, 48, 49f, 50f
      teste de, 48, 49f, 50f
         dados brutos do, 50f
         resultados do, 49f
COSI (Escala de Melhora Cliente-Orientada), 76
CROS (*Contralateral Routing of the Signal*)
   prótese, 84
      transcraniana, 84
cVEMP (Potenciais Evocados Miogênicos Vestibulares no Músculo Esternocleidomastóideo), 67
   registro do, 67f
   resposta, 68f, 69f

D

dB NA (Decibel Nível de Audição)
   e dB NPS, 1
      diferença entre, 1
dB NI (Decibel Nível de Intensidade)
   e dB NPS, 1
      diferença entre, 1
   versus dB NPS, 2t
dB NPS (Decibel Nível de Pressão Sonora)
   dB NA e, 1
      diferença entre, 1
   dB NI e, 1
      diferença entre, 1
   dB NI *versus*, 2t
   limiares médios em, 1f
      frequência a frequência, 1f
DCSS (Deiscência do Canal Semicircular Superior), 68
Decay
   do reflexo acústico, 12, 29, 30f
      pesquisa do, 29
         como é interpretado, 29
Detecção
   e discriminação, 2
      diferença entre, 2
DIA (Diferença Interaural de Amplitude), 3, 4f
Diapasão
   testes com, 31, 32t
      interpretação dos, 32t
      realizados clinicamente, 31
DIM (Distorção de Intermodulação Excessiva), 86
DIT (Diferença Interaural de Tempo), 4, 5f
Dix & Hallpike
   manobra de, 55
      resposta nistágmica, 56f
DL (*Difference Limmen*), 10f

E

ECM (Esternocleidomastóideo), 67
ECochG (Eletrococleografia), 34
ECOG (Eletrococleografia), 34
   traçado de, 35f, 36
      anormal, 36f
      normal, 35f
EIFO (Efeito Inibidor da Fixação Ocular)
   ausência de, 59
Entalhe
   de Carhart, 21
EO (Efeito da Oclusão), 79
EOAPDs (Emissões Otoacústicas por Produtos de Distorção), 32
   registro das, 34f
      em DP-Grama, 34f
EOAs (Emissões Otoacústicas)
   como são interpretadas, 32
EOATs (Emissões Otoacústicas Transientes), 32
   da orelha esquerda, 33f
      nos limiares audiométricos, 33f
      normais, 33f
   respostas de, 33f
Equipamento(s)
   para calibração audiométrica, 13f
Escore(s)
   do centro de estratégias, 47
   do COG, 47
Estímulo
   optociético, 65f
      na parede, 65f
      que envolve a cadeira rotatória, 65f
Estratégia(s)
   centro de, 47
      escores do, 47
      análise dos, 47

F

Fala
   reconhecimento da, 8, 9
      espectro de frequência no, 8
         das vogais, 8
         versus das consoantes, 8
      impacto no, 9
         do *upward spread* do mascaramento, 9
   testes para, 30
      de Stenger, 30
Fatigabilidade
   do reflexo acústico, 29
      pesquisa da, 29
         como é interpretada, 29
FD (Faixa Dinâmica), 6

ÍNDICE REMISSIVO

Feedback
  cancelamento de, 83
  sistemas de, 83
  tratamento do, 82
Fixação
  ocular, 59
    falha da, 59
    supressão da, 63
      falha na, 63
Frequência, 7
  das vogais, 8
    espectro de, 8
      versus das consoantes, 8
      no reconhecimento da fala, 8
  fundamental, 7
  JUD para, 9

G

Gap
  aéreo-ósseo, 18f

H

Harmônico(s), 7
Headshake
  nistagmo após, 55
Hz (Hertz), 7

I

IA (Intra-Auriculares)
  próteses auditivas, 78
IC (Intracanal)
  próteses auditivas, 78, 87f
    conectada ao acoplador, 87f
IEC (International Electrotechnical Comission), 12
Imitanciômetro
  calibração de, 14f
  para timpanometria, 25t
Intensidade
  aumento de, 5
    rápido, 5
  JUD para, 9
IRF (Índice de Reconhecimento da Fala), 2, 19
  interpretação do, 20
  mascarar para, 20

J

JUD (Just Noticeable Difference), 10f
  para frequência, 9
  para intensidade, 9

L

LDF (Limiar de Detecção da Fala), 19

LDLs (Loudness Discomfort Level)
  medida do, 77f
  configuração para, 77f
  da orelha real, 77f
  escala categórica, 77t
    de loudness, 77t
  por que é medido, 76
LGOB (Loudness Growth in Octave Bands), 5f
Limiar(es)
  determinados, 14
    de CA, 14
    de CO, 14
  médios, 1f
    em dB NPS, 1f
      frequência a frequência, 1f
Loudness, 5
  teste de, 5f
LRA (Limiares de Reflexos Acústicos), 12
  como são interpretados, 27
  interpretação dos, 29t
  ipsolaterais, 29f
LRF (Limiar de Reconhecimento da Fala), 2
  como é determinado, 18

M

MAA (Mínimo Ângulo Audível), 2, 3f
Manobra
  de Dix & Hallpike, 55
  resposta nistágmica, 56f
Mascaramento
  do upward spread, 9
    impacto do, 9
      no reconhecimento da fala, 9
MC (Microcanal)
  próteses auditivas, 78
Medida(s)
  da relação real, 92f
    front-to-back, 92f
  de acoplamento, 86
    por que são importantes, 86
  eletroacústicas, 86
MER (Medidas de Orelha Real)
  configuração do paciente, 91f
  por que são importantes, 90
Microfone(s)
  direcionais, 80, 81f
    como funcionam, 80
    polaridade para, 81f
    esquema de, 81f
Molde
  auricular, 85
  tipos de, 85
MORs (Medidas da Orelha Real), 77
  em NPS, 89f

N

NAL-NL1 (Estratégia de Adaptação para Processamento de Sinal Linear e Não Linear do National Acoustic Laboratories), 89
NB (Ruído Narrow-Band), 17
Nistagmo
  após headshake, 55
  espontâneo, 54
  pós-agitação cefálica, 55
  semiespontâneo, 55
NMPRAs (Níveis Máximos Permissíveis de Ruído Ambiental), 14, 15t

O

Objetivo(s)
  prescritíveis, 89
    como são utilizados, 89
Onda
  sensorial, 7f
  de tom puro, 7f
ONT (Orelha Não Testada), 17
OPK/OPN (Optocinético)
  nistagmo, 63
  teste do, 63
OT (Orelha em Teste). 34
oVEMP (Potenciais Evocados Miogênicos Vestibulares nos Músculos Extraoculares), 67

P

PAC (Perda Auditiva Condutora)
  diferença entre, 23
  e PANS, 23
  e perda auditiva, 23
  mista, 23
PANS (Perda Auditiva Sensorial)
  diferença entre, 23
  e PAC, 23
  e perda auditiva, 23
  mista, 23
PANSS (Perda Auditiva Neurossensorial Súbita), 23
PAU (Perdas Auditivas Unilaterais)
  aparelhos para, 84f
  próteses auditivas para, 84
  opções disponíveis de, 84
PDC (Posturografia Dinâmica Computadorizada)
  teste de, 42, 51, 52
    aplicações clínicas do, 51
    limitações do, 51
PEA (Potenciais Evocados Auditivos), 34

ÍNDICE REMISSIVO

PEATE (Potenciais Auditivos de Tronco Encefálico), 25, 36
  interpretação dos, 37t
    parâmetros de, 37t
      valores normatizados, 3t
  resultados de, 38f
  Stacked, 39
    teste de, 39
    resultados, 39f
Perda(s)
  auditivas, 21t, 69
    efeitos das, 69
      no teste VEMP, 69
    magnitude da, 21t
    interpretação da, 21t
  vestibular, 46f
    bilateral, 46f
    TOS na, 46f
Perda(s) Auditiva(s)
  assimétrica, 30
  de origem coclear, 5
  funcionais, 30
  mista, 23
    diferença entre, 23
      e PAC, 23
      e PANS, 23
  unilateral, 30
POM (Pressão da Orelha Média), 26
Preponderância
  direcional, 59
Processamento
  de som, 80
    da prótese auditiva, 80
    básico, 80
Propriedade(s)
  psicoacústicas, 3
    e localização dos sons, 3
Prótese(s)
  auditivas, 75, 78, 80
    CROS, 84
      transcraniana, 84
    disponíveis, 78, 84
      com molde aberto, 79
      IA, 78
      IC, 78
      MC, 78
      para PAU, 84
      RA, 78
    indicação de, 75
      avaliação necessária, 75
      papel do otorrinolaringologista, 75
    processamento de som na, 80
      básico, 80
Prova(s)
  calóricas, 57
    anormais, 57

Psicoacústica, 1-11
  audição binaural, 9
    vantagens da, 9
    em relação à monoaural, 9
  diferença entre, 1
    dB NA, 1
    e dB NPS, 1
    dB NI, 1
    e dB NPS, 1
  detecção, 2
    discriminação, 2
  espectro de frequências das vogais, 8
    versus das consoantes, 8
    e reconhecimento da fala, 8
  frequência, 7
    fundamental, 7
    harmônicos, 7
  JND, 9
    para frequência, 9
    para intensidade, 9
  localização dos sons, 3
    propriedades que influenciam a, 3
  MAA, 2
  recrutamento, 5
  upward spread, 9
    do mascaramento, 9
    no reconhecimento da fala, 9

R

RA (Retroauriculares)
  próteses auditivas, 78, 87f
    com molde aberto, 79f
    conectada ao acoplador, 87f
Rastreio
  anormalidades de, 54
  sacádico, 54
REAR (Resposta com Prótese da Orelha Real/*Real Ear Aided Response*), 91
Reconhecimento
  da fala, 8, 9
    espectro de frequência no, 8
      da vogais, 8
      versus das consoantes, 8
    impacto no, 9
      do *upward spread* do mascaramento, 9
Recrutamento, 5
Redução
  de ruído, 82
Reflexo
  acústico, 12, 29
    decay do, 12, 29, 30f
    como é interpretado, 29
    pesquisa da fatigabilidade do, 29
    como é interpretada, 29
  vestibulocólico, 67
REIG (Ganho de Inserção da Orelha Real/*Real Ear Insertion Gain*), 90f, 91
REUG (Ganho Sem Prótese da Orelha Real/*Real Ear Unaided Gain*), 91
Rinne
  teste de, 31
RITA (Receptor na Prótese/*Receiver in the aid*), 79
RITE (Receptor na Orelha/*Receiver in the ear*), 79
RSOR$_{90}$ (Resposta de Saturação da Orelha Real/*Real Ear Saturatuin Response*), 77
RSR (Relação Sinal-Ruído), 81
  aumento na, 11f
Ruído
  redução de, 82
RVE (Reflexo Vestibuloespinhal), 42
RVO (Reflexo Vestíbulo-Ocular), 42
RVVO (Reflexo Visual Vestibular Ocular)
  teste do, 63

S

Sacada(s)
  anormalidades das, 53
    como são interpretadas, 53
  não conjugadas, 53f
Schwabach
  teste de, 31
Shwannoma
  vestibular, 25, 39f
    critérios audiométricos, 25
    PEATE *Stacked*, 39f
    resultados de, 39f
SI (Sistema Internacional de Unidades), 7
Símbolo(s)
  audiométricos, 16f
Som(ns)
  em azimute 90°, 4f
  familiares, 8f
    audiometria de, 8f
  localização dos, 3
    propriedades que influenciam a, 3
    psicoacústicas, 3
SOM (Somatossensorial), 44f, 48
Somação
  binaural, 10f, 83

Squelch
  binaural, 11, 83
SRT *(Speech Recognition Threshold)*, 18
  interpretação do, 19*t*
  mascarar para, 20
Stenger
  teste de, 30
    com fala, 30
    com tons puros, 30
Step Velocity Test, 62
SU (Surdez Unilateral), 84
Supressão
  da fixação, 63
  falha da, 63
Surdo(s)
  aparelhos para, 94
    TTY/TDD, 94

T

TAA (Tecnologia de Assistência à Audição), 93
  aparelhos com, 94*f*
Tempo
  constante de, 62
    no teste da velocidade, 62
    em etapas, 62
Teste(s)
  audiométricos, 12-40
    ambiente de, 14
      máxima amplitude permitida no, 14
      de ruído, 14
    audiograma, 21
      como se interpreta, 21
    com diapasão, 31
      interpretação dos, 32*t*
      realizados clinicamente, 31
    critérios audiométricos, 25
      para o shwannoma vestibular, 25
    de CA, 17
      atenuação interaural média para, 17*f*
      mascarar para, 17
    de CO, 18
      mascarar para, 17
    de Stenger, 30
      para fala, 30
      para tons puros, 30
    ECOG, 34
    EOAs, 32
      como são interpretadas, 32
    equipamento audiométrico, 12
      importante calibrar o, 12
    IRF, 19
      mascarar para, 20

limiares, 14
  de CA, 14
  de CO, 14
LRA, 27
  como são interpretados, 27
LRF, 18
PAC, 23
PANS, 23
PEATE, 36, 39
  Stacked, 39
perda auditiva, 23
  mista, 23
pesquisa da fatigabilidade, 29
  do reflexo acústico, 29
SRT, 20
  mascarar para, 20
timpanometria, 25
  como é interpretada, 25
CHAMP, 40
com cadeira rotacional, 60, 61*f*
  resultado de, 61*f*
da velocidade, 62
  em etapas, 62
    constante de tempo no, 62
da VVSD, 64
de adaptação, 50, 51*f*
  resultados do, 51*f*
de controle motor, 48, 49*f*, 50*f*
  dados brutos do, 50*f*
  resultados do, 49*f*
de PDC, 42, 51, 52
  aplicações clínicas do, 51
  limitações do, 51
de posicionamento, 55
de tons puros, 15*f*
  transdutores, 15*f*
do nistagmo, 63
  OPK/OPN, 63
do RVVO, 63
dos VEMP, 67-70
  achado significativo no, 68
  efeito no, 69
    das perdas auditivas, 69
  limitações dos, 70
posicionais, 55
Timpanograma
  anormal, 26*f*, 27*f*
Timpanometria, 25
  imitanciômetro para, 25*t*
  interpretação da, 26*t*
Tom(ns)
  puros, 15*f*, 30
    testes de, 15*f*
      transdutores para, 15*f*
    testes para, 30
    de Stenger, 30
TOS (Teste de Organização Sensorial), 42
  deslocamento no, 47*f*
    circular, 47*f*

    padrões do, 45*f*
      anormais, 45*f*
    quedas precoces no, 46*f*
      na perda vestibular, 46*f*
        bilateral, 46*f*
    relato de, 44*f*
      detalhado, 44*f*
    seis condições, 43*f*
    variabilidade no, 47*f*
      intertentativas, 47*f*
Transdutor(es)
  de sons, 15*f*
  puros, 15*f*
  para testes, 15*f*, 18*f*
    de CO, 18*f*
      com mascaramento, 18*f*
      configuração do, 18*f*
    de tons puros, 15*f*
TTY/TDD (*Teletypewriter/Telecommunications*)
  aparelhos para surdos, 94
Tubo(s)
  tipos de, 85

U

Upward Spread
  do mascaramento, 9
    impacto do, 9
      no reconhecimento da fala, 9

V

Validação
  verificação e, 93
    diferença entre, 93
VCA (Volume do Conduto Auditivo), 26
Velocidade
  armazenamento de, 63
  em etapas, 62
    teste da, 62
      constante de tempo no, 62
VEMP (Potenciais Evocados Miogênicos Vestibulares)
  teste dos, 67-70
    achado significativo no, 68
    efeito no, 69
      das perdas auditivas, 69
    limitações dos, 70
Ventilação
  opções de, 86*f*
  tipos de, 85
Verificação
  e validação, 93
    diferença entre, 93
VEST (Vestibulares), 44*f*, 48
VIS (Visuais), 44*f*, 48

ÍNDICE REMISSIVO

VOG (Vídeo-Oculografia), 42, 52
    achado significativo na, 60
    aplicações clínicas da, 59
    limitações da, 60
    máscara para, 52*f*
Vogal(is)
    espectro de frequências das, 8
    versus das consoantes, 8
    no reconhecimento da fala, 8
VPPB (Vertigem Postural Paroxística Benigna), 56
    características da, 57*t*
    distintas, 57*t*
    ao canal afetado, 57*t*
VV (Viva Voz), 19
VVS (Vertical-Visual Subjetiva), 64
VVSD (Visual Vertical Subjetiva Dinâmica)
    teste da, 64, 65*f*

W

Weber
    teste de, 31